ÉTUDE CLINIQUE

SUR LES

AFFECTIONS CHRONIQUES DES VOIES RESPIRATOIRES

D'ORIGINE PALUDÉENNE

Montpellier. — Typographie BOEHM & FILS.

ÉTUDE CLINIQUE

SUR LES

AFFECTIONS CHRONIQUES

DES VOIES RESPIRATOIRES

D'ORIGINE PALUDÉENNE

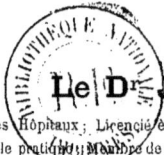

PAR

Le Dr Joseph GRASSET

Interne des Hôpitaux ; Licencié ès sciences ; Lauréat de l'Université ; Ancien Élève Lauréat
de l'École pratique ; Membre de la Société de médecine et de chirurgie pratiques ; Secrétaire
de la Société médicale d'Émulation.

MONTPELLIER

C. COULET, LIBRAIRE-ÉDITEUR

LIBRAIRIE DE LA FACULTÉ DE MÉDECINE, DE L'ACADÉMIE DES SCIENCES ET LETTRES
ET DE LA SOCIÉTÉ DES BIBLIOPHILES LANGUEDOCIENS

GRAND'RUE, 5

PARIS

ADRIEN DELAHAYE, LIBRAIRE-ÉDITEUR

Place de l'École-de-Médecine

1873

INTRODUCTION

Quand on parcourt les nombreux travaux publiés à diverses époques sur l'impaludisme, on est vraiment surpris de ne trouver nulle part un chapitre spécial pour les affections chroniques des voies respiratoires. Même dans les traités spéciaux les plus récents, on trouve à peine quelques lignes pour un sujet qui mériterait un volume.

Et cependant, s'il est un point de la science qui a été exploré, sondé et approfondi dans tous les sens par notre siècle, c'est bien l'appareil respiratoire avec toutes ses lésions et surtout ses lésions chroniques. Dire ce qui a été écrit, ce qui s'écrit tous les jours sur les bronchites chroniques, les pneumonies chroniques, les dilatations bronchiques, etc., est véritablement impossible. Ce sont des sujets qui sont perpétuellement restés à l'ordre du jour depuis Laënnec.

Les lésions scléreuses en particulier, que nous trouverons surtout réalisées dans l'impaludisme, ont été encore, entre toutes, les plus étudiées, les plus à la mode, si j'ose ainsi dire. D'où vient donc qu'au milieu de ce concours presque universel des travailleurs on soit passé à côté du sujet que nous abordons presque sans s'y arrêter ?

Cet oubli n'est pas un fait isolé dans l'histoire de la science à notre époque ; on pourrait presque dire au contraire que les oublis de ce genre caractérisent, pour ainsi dire, la science moderne.

Si en effet on a négligé d'étudier les rapports de l'impaludisme avec les affections chroniques des voies respiratoires , c'est que d'une manière générale on a négligé d'étudier les rapports des lésions avec la cause qui les a produites ; pour tous les sujets on a perpétuellement négligé les questions de cause et de nature, pour se préoccuper exclusivement de la lésion anatomique.

Voyez en effet tout ce qui a été fait pour la sclérose. Passez en revue tous les travaux qui ont été publiés en si grand nombre sur cette question : tous ou presque tous ont cherché à élucider le point de vue anatomique ; tous ont cherché à décrire le processus histologique, et de fait on est arrivé sur ces points à préciser d'une manière bien remarquable des choses jusque-là confuses, et à mettre un ordre lumineux au milieu de lésions jusque-là confondues.

C'était là une œuvre excellente, indispensable même, dont notre siècle s'est parfaitement acquitté, mais qu'il eût fallu considérer à sa juste valeur simplement comme le premier temps de la science et non comme son dernier et son unique mot.

L'esprit humain réalisé dans une société et dans un siècle a les mêmes qualités et les mêmes défauts que quand il est réalisé dans l'individu ; il a toujours l'amour-propre d'exagérer l'importance des découvertes qu'il vient de faire.

Fier, et à juste titre, de ses conquêtes anatomiques, de ses incontestables progrès dans l'art des investigations physiques, le XIXᵉ siècle a cru que toute la science était là et que la médecine serait fondée quand on aurait mené à sa perfection l'étude anatomo-pathologique des maladies.

De là est résulté qu'on a très-bien étudié les processus anatomiques, mais entièrement négligé la nature et les causes, oubliant que le traitement (ce but dernier de la saine médecine) se base bien rarement sur la considération de la lésion, et bien souvent au contraire sur la considération de cause, qui se rapproche beaucoup plus de la vraie notion de nature.

Il est sans doute fort intéressant de savoir qu'un malade est atteint de sclérose d'un organe donné; c'est le premier temps du diagnostic, mais ce n'est que le premier temps. La sclérose d'un même organe peut être produite par des causes si diverses : la syphilis, l'alcoolisme, l'impaludisme, etc., peuvent entraîner les mêmes lésions et les mêmes symptômes. Est-ce indifférent de savoir à laquelle de ces maladies on a affaire ?

C'est que ces causes ne sont pas seulement différentes entre elles comme essence et comme origine, elles sont entièrement différentes au point de vue de la curabilité et du traitement des maladies qu'elles engendrent.

Quand un malade vous posera cette question, qui est en définitive toujours son dernier objectif : Puis-je guérir, et par quel moyen puis-je guérir ? vous ne pourrez rien répondre si vous ne connaissez pas la cause et la nature de sa maladie ; car, de deux scléroses, l'une sera incurable et l'autre guérira avec assez de facilité ; l'une guérira par l'iodure de potassium et l'autre par l'arsenic.

Il est donc bien utile de ne pas s'en tenir exclusivement à l'étude des lésions d'un organe, mais de chercher à déterminer autant que possible les rapports qui unissent les lésions aux grandes causes qui peuvent les produire.

C'est ce qui n'a nullement été fait jusque dans ces derniers temps, notamment pour les maladies chroniques de l'appareil respiratoire. Il n'y a, pour s'en assurer, qu'à rappeler la tendance des travaux publiés sur la phthisie pulmonaire, cette expression commune de toutes les maladies chroniques des voies respiratoires qui entraînent un état général de consomption.

La phthisie était bien rapportée à ses diverses causes par les anciens, et tout le monde distinguait la phthisie scrofuleuse, la phthisie purulente, etc. Lorsque Laënnec eut découvert le tubercule et sa fréquence dans la phthisie pulmonaire, tout changea : on avait trouvé dans cette lésion anatomique la caractéristique de l'état morbide. Il n'y eut plus qu'une phthisie caractérisée par le tubercule, qui avait des caractères si nettement tranchés, et qui en reçut de bien plus nets encore des études micrographiques de Lebert.

Dès-lors tout se confond dans une apparente simplicité qui n'était que de la confusion ; car, vouloir réunir toutes les affections chroniques du

2

poumon avec consomption, toutes les phthisies dans une même espèce, c'était méconnaître les données les plus élémentaires de la clinique.

Mais on ne s'arrête pas aux protestations des vrais praticiens ; on fait de phthisie le synonyme complet de tuberculisation, comme on faisait d'apoplexie le synonyme d'hémorrhagie viscérale. Peu importaient les exceptions et les contradictions ; on ne trouvait rien d'extraordinaire à voir des phthisies évoluer en quelques jours et sans amaigrissement, et des apoplexies se produire sans aucune espèce d'ictus. Les mots étaient ainsi entièrement déviés de leur sens ancien, de leur vrai sens clinique. Toutes les maladies étaient classées et dénommées par leur lésion anatomique.

Heureusement que quand les contradictions de cet ordre surgissent en médecine, entre la clinique et la science, elles ne sont en général que passagères ; la demi-science seule peut paraître en désaccord avec la pratique. La vraie et complète connaissance des faits devait détruire ces idées anti-médicales, et en effet on a assisté dans les derniers temps et nous assistons encore aujourd'hui au retour des médecins vers les anciens et solides enseignements de la clinique. Les progrès seuls de l'anatomie pathologique elle-même ont suffi à démontrer sa véritable place et son impuissance à tout caractériser à elle seule. On s'occupe de nouveau de rechercher les causes et de discerner la nature des maladies qui ont produit les lésions anatomiques.

C'est surtout dans les travaux de Reinhardt et de Virchow que furent portés les premiers coups histologiques à la théorie de l'unité de la phthisie pulmonaire.

On détruit les idées de Lebert sur la spécificité de l'élément tuberculeux, et on démontre que d'une manière générale le microscope est impuissant à donner ce caractère spécifique des maladies que l'on recherchait. En second lieu, on sépare nettement les processus caséeux des tubercules proprement dits, et on démontre que si les tubercules sont une origine fréquente de la caséification, ils n'en sont pas la seule, et qu'une pneumonie simple, dans des circonstances spéciales, peut donner parfaitement naissance à ces produits caséeux.

C'était détruire d'emblée et au nom de l'anatomie pathologique seule ce que Laënnec avait édifié au nom de l'anatomie pathologique; aussi depuis lors cette idée a encore fait de nouveaux progrès. Malgré quelques protestations isolées, cette doctrine tend de plus en plus à s'établir dans la science, et l'on a pu voir tout récemment M. Jaccoud consacrer plusieurs leçons à démontrer cette dualité anatomique de la phthisie pulmonaire.

Peut-être encore est-ce là une manière trop étroite de considérer la phthisie pulmonaire; il y a peut-être en dehors des pneumonies caséeuses, en dehors des tubercules, d'autres processus qui peuvent entraîner la phthisie. Je veux parler en particulier du processus scléreux, qui peut produire également dans l'organisme, quand il arrive à son plus haut degré d'expression, cet état de consomption générale avec ulcérations pulmonaires qui caractérise la phthisie pulmonaire. J'aurai occasion de revenir sur ce fait dans le cours de mon travail ; je ne fais que l'indiquer ici.

Ce qu'il y a de certain, c'est que la phthisie pulmonaire est en définitive un syndrome clinique qui correspond à des lésions anatomiques fort différentes.

Mais on a été et on doit aller encore plus loin. Il faut démontrer que chacune de ces lésions phthisiogènes, à son tour, prise isolément, ne constitue pas une espèce morbide. Chacune de ces lésions peut être, suivant le cas, l'expression de causes très-diverses et par suite la manifestation de maladies très-différentes.

Ainsi les processus caséeux peuvent être l'expression du diabète sucré comme de l'état puerpéral, aussi bien que de l'anthracosis ou de la diathèse tuberculeuse.

Les processus scléreux peuvent être produits par l'alcoolisme comme par l'anthracose, peut-être par la tuberculose et probablement par l'impaludisme (nous chercherons du moins à l'établir).

Les processus tuberculeux eux-mêmes ne sont pas l'expression unique et constante de la tuberculose; il y a des tuberculoses qui ne s'expriment pas par des tubercules, et il y a des tubercules qui ne sont pas produits par la tuberculose. C'est ainsi que Lancereaux a mis hors de doute l'influence pathogénique de l'alcoolisme pour les processus granuleux.

Dès-lors, on le voit, après avoir détruit la synonymie établie par Laënnec entre l'état clinique et l'état anatomique, on doit encore aujourd'hui détruire toute synonymie entre l'état anatomique et l'état morbide lui-même. Il faut en revenir aux grands principes de pathologie générale qui distinguent l'état morbide et les actes morbides, et dire : Il y a divers états morbides, tels que la tuberculose, l'impaludisme, l'alcoolisme, le diabète, etc. Ces états morbides peuvent, chacun suivant les circonstances, se manifester par des actes morbides divers qui peuvent être communs à plusieurs états morbides. Ces actes morbides peuvent être des lésions anatomiques ou des symptômes. Les actes morbides anatomiques sont les processus caséeux, les granulations tuberculeuses et les processus scléreux. Les actes morbides symptomatiques peuvent constituer ce syndrome clinique que l'on appelle la phthisie pulmonaire.

Mais il n'y a pas de relation forcée entre tel état morbide et tel acte morbide. De même que la diarrhée est un symptôme fréquent de la fièvre typhoïde, mais qu'elle peut manquer et qu'elle peut se trouver aussi dans d'autres maladies ; de même les tubercules sont un symptôme fréquent de la tuberculose, mais peuvent manquer et peuvent se trouver aussi dans d'autres maladies.

C'est là un point de doctrine capital auquel la science moderne aboutit par les seuls progrès de ses études anatomiques, sans se douter qu'elle revient simplement aux doctrines anciennes, qui n'ont cessé d'être enseignées dans les écoles qui savent se tenir à l'abri des exagérations et des emportements irréfléchis. On croit découvrir aujourd'hui ce que tout le monde savait avant nous ; on a justifié une fois de plus cette phrase si vraie que Dumas inscrivait en tête du *Cours de fièvres* de Grimaud :

« Le progrès de l'esprit humain, dans la médecine comme dans toutes les sciences d'observation, n'a été retardé que parce que les modernes veulent commencer par voir et par penser eux-mêmes, sans connaître ce que les anciens ont pu voir et penser avant eux : de cette manière, ils perdent le fruit des observations et des découvertes anciennes ; ils se laissent entraîner par une inclination secrète vers tout ce qui porte le caractère de la nouveauté ; ils se trompent sans cesse sur la nature des choses qu'on a déjà connues et qu'ils croient neuves parce qu'ils ne les connais-

sent pas ; ils veulent toujours faire usage de leur esprit dans les matières
même qui les surpassent, et ils méprisent indifféremment toutes les auto-
rités que nos anciens maîtres nous fournissent. »

Ces paroles ne semblent-elles pas écrites d'hier, à l'adresse de ceux qui
croient découvrir aujourd'hui la multiplicité de la phthisie pulmonaire,
sans savoir que telle a toujours été la doctrine des anciens et que telle a
été, même pendant la période de l'anatomisme le plus avancé, l'opinion
que n'ont cessé de soutenir les vrais cliniciens.

M. Jaccoud a commencé cette œuvre de réparation envers les anciens
médecins, que l'on avait dépossédés au profit des anatomo-pathologistes
allemands, et il a rappelé qu'avant Reinhardt et Virchow, Graves avait pro-
clamé et soutenu énergiquement la dualité de la phthisie pulmonaire au
nom de la clinique, dont il était un représentant si autorisé.

Mais M. Jaccoud est resté incomplet dans cette œuvre de juste revendi-
cation ; il a oublié les médecins Français. Longtemps il a été de bon ton
de ne citer que les Allemands, et c'est pour cela que Reinhardt et Virchow
ont toujours figuré au premier rang dans les historiques de la phthisie
pulmonaire. Aujourd'hui que nous avons trop de bonnes raisons pour aban-
donner un peu les Allemands, nous allons chercher chez les Anglais les
auteurs des grandes découvertes. Il serait temps de nous habituer enfin à
regarder autour de nous avant de passer les frontières, de connaître et de
citer d'abord ce qui se fait en France et, dans les discussions de priorité,
entre un Français et un étranger de préférer toujours le Français.

Si on avait suivi ce principe, on aurait vu qu'en France même, non-
seulement on avait protesté contre les théories de Laënnec avant les
Allemands et les Anglais, mais même il y a une École où l'on n'a pas cessé
de faire cette protestation, où l'on n'a pas cessé, même au moment où
les théories anatomiques étaient le plus en vogue et où les preuves à
l'appui paraissaient les plus accablantes, où l'on n'a pas cessé, même à ce
moment-là, de protester, au nom de la clinique, contre les prétentions des
anatomo-pathologistes, et où l'on osait écrire, dans toute la première
moitié de ce siècle, que la notion de cause et de nature devait toujours être
conservée et étudiée en dehors de celle de la lésion, et qu'en particulier

l'association des tubercules et de la phthisie n'était ni nécessaire ni constante.

En 1849, on posait au concours d'agrégation de Montpellier la question suivante : *Existe-t-il plusieurs espèces de phthisies pulmonaires ?* Et le concurrent, élève de l'École, exposant les enseignements classiques qu'il avait reçus dans la Faculté, répondait dans sa Thèse par les conclusions suivantes :

« Les auteurs qui prennent pour base des descriptions de maladies le siége et les altérations anatomiques, ayant constaté que dans l'immense majorité des cas les phthisiques portaient dans le poumon un produit morbide désigné sous le nom de tubercules, veulent qu'il n'y ait qu'une seule espèce de phthisie pulmonaire, la phthisie tuberculeuse.

» Mais d'un autre côté :....

» Plusieurs états morbides peuvent amener la consomption pulmonaire, avec ou sans la coïncidence de ce produit particulier.

» Un nombre imposant d'observations attestent que des malades peuvent offrir tous les symptômes de la phthisie pulmonaire sans présenter aucune trace de tubercules.

» Donc, les tubercules ne doivent pas être regardés comme le caractère propre et essentiel de la phthisie pulmonaire.

» Enfin, de l'avis des plus grands maîtres de l'art, il faut distinguer autant d'espèces de maladies qu'il y a d'affections essentielles qui peu-vent, en les constituant, indiquer des méthodes essentiellement diffé-rentes de traitement.

» La phthisie pulmonaire est dans ce cas ; il faut donc en admettre plusieurs espèces. »

Et ailleurs :

« Il est donc non-seulement naturel, mais encore nécessaire, de distin-guer autant d'espèces de phthisie qu'il y a de vices qui fomentent cette maladie. »

Voilà l'enseignement que M. Bordes-Pagès exposait en 1849, qu'il avait puisé par suite pendant ses études à Montpellier, de 1840 à 1849, époque à laquelle paraissait en Angleterre le livre de Graves, qui n'a été traduit en français qu'en 1862. On peut donc bien dire que ces conclusions de la clinique avaient été émises et soutenues en France avant d'être développées en Angleterre et surtout en Allemagne.

C'est ainsi que les grands principes de la pathologie générale, basés sur les données de la clinique, reprennent toujours leur autorité aux diverses époques de l'histoire de la science. Un système peut un instant les obscurcir, les exagérations d'une École peuvent les faire négliger ; mais bientôt après, les progrès mêmes du système, les travaux mêmes de l'École conduisent fatalement à la confirmation de ces mêmes principes, qui reçoivent ainsi une nouvelle sanction.

Nous avons la bonne fortune de voir aujourd'hui l'École anatomique elle-même arriver à admettre les grands principes qu'elle avait un instant cherché à détruire et que l'École de Montpellier avait toujours soutenus au risque de paraître rétrograde. Ne croirait-on pas entendre un élève de notre École quand on lit :

« Quoi qu'il en soit, la bronchite n'est pas une entité pathologique, mais un simple état anatomique lié à des conditions morbides fort différentes. Chacune de ces conditions imprimant à la bronchite un cachet particulier et une évolution spéciale, il en résulte qu'il y a autant d'espèces de bronchite que de causes susceptibles de provoquer l'inflammation des bronches; en sorte que, pour formuler un diagnostic utile de la bronchite, il importe de remonter à son origine. »

Il y a quelques années, le lecteur aurait immédiatement reconnu dans ce passage les principes rococos de l'École de Montpellier. Aujourd'hui le passage est signé Lancereaux, et l'on a oublié de citer Montpellier.

En fait, tout cela démontre qu'à l'heure actuelle il faut étudier surtout les rapports des lésions anatomiques avec leur cause. De par la clinique et de par la science, il faut essayer de grouper les lésions anatomiques dans de grandes divisions étiologiques qui constitueront autant d'espèces morbides différentes.

Ce travail a été commencé. Pour l'alcoolisme, par exemple, Lancereaux a tracé le plan avec beaucoup de talent, et son travail peut servir de modèle à ce point de vue.

Ce que Lancereaux a fait pour l'alcoolisme, il faut le faire pour l'impaludisme.

Ici il n'y a que des chapitres épars ; les lésions de la rate et surtout celles du foie ont été bien étudiées, notamment par Frerichs; mais l'appareil pulmonaire a complètement été négligé. C'est cette étude que je voudrais entreprendre, sauf à compléter plus tard ces recherches sur les autres grands appareils.

Diverses circonstances devaient m'engager à essayer ce travail. Placé dans un hôpital où les fièvres intermittentes ne sont pas rares, au milieu d'une contrée qui, sans être très-marécageuse, présente cependant de nombreux points très-directement exposés à l'influence maremmatique, je pouvais, mieux que partout ailleurs, mieux qu'à Paris notamment, réunir quelques documents pour l'édification ultérieure de cette importante question.

C'est ce que j'ai essayé de faire. J'ai voulu réunir des faits en proposant mon interprétation. Je n'ai jamais oublié, et j'espère qu'on n'oubliera pas, en me lisant, que, comme Baglivi à Rome, j'écris à Montpellier et dans l'air de Montpellier, sans avoir la prétention de trop généraliser.

Je dois, en terminant, demander pardon de la longueur de cette Introduction, qui au premier abord peut paraître étrangère à mon sujet, mais qui au fond y est rattachée par les liens les plus étroits ; car c'est dans les principes généraux que j'y ai résumés que se trouve la justification de mon entreprise. Et si je les ai longuement développés, c'est pour démontrer qu'en étudiant les rapports de l'impaludisme avec les lésions chroniques de l'appareil respiratoire, je cherche à contribuer, dans la mesure de mes forces, au développement simultané des idées fondamentales de notre École et des idées progressives de notre époque.

ÉTUDE SCIENTIFIQUE

AFFECTIONS CHRONIQUES DES VOIES RESPIRATOIRES

D'ORIGINE PALUDÉENNE

CHAPITRE PREMIER.

État actuel de la question. — Indications bibliographiques.

Un des motifs pour lesquels la médecine hippocratique a toujours été mieux comprise et plus suivie à Montpellier qu'à Paris, est certainement la nature des climats où avait observé Hippocrate. Ces climats se rapprochent en effet beaucoup plus de nos climats du Midi que de ceux du nord de la France. Dès-lors, toutes les fois qu'on entreprend une étude clinique dans nos régions, on peut s'attendre à trouver les premières descriptions de ces faits dans les œuvres mêmes du Père de la médecine.

C'est ce qui arrive pour la cachexie palustre en général et pour les affections chroniques des voies respiratoires d'origine paludéenne en particulier. Voici les passages d'Hippocrate relativement à ces questions [1] :

[1] Hippocrate ; Œuvres complètes, trad. Littré, tom. II. Des airs, des eaux et des lieux, pag. 13. Paris, 1840.

3

« Si au contraire la contrée manquait de fleuves et que l'on y bût des
eaux de source et des eaux stagnantes marécageuses, on y aurait de gros
ventres et de grosses rates[1].

» Les eaux dormantes, soit de marais, soit d'étangs, sont nécessairement,
pendant l'été, chaudes, épaisses, de mauvaise odeur.... Ceux qui en font
usage ont toujours la rate volumineuse et dure, le ventre resserré, émacié
et chaud, les épaules et les clavicules décharnées.... En outre, les hydropisies y sont très-fréquentes et très-dangereuses ; car, pendant l'été, les
habitants sont affligés par des dysenteries, par des diarrhées, par des fièvres quartes de longue durée, maladies qui prolongées se terminent,
dans de pareilles constitutions, par des hydropisies et causent la mort.
Telles sont les affections qui règnent pendant l'été ; *pendant l'hiver, les
jeunes gens sont atteints de péripneumonies* et de maladies accompagnées
de délire[2] . »

La description de la cachexie palustre est à peu près complète, et on peut
bien dire qu'il y a dans la dernière phrase la première mention des affections des voies respiratoires d'origine paludéenne.

N'ayant nulle prétention de faire une étude historique approfondie, nous
arrivons immédiatement à J. Frank, qui peut être considéré comme résumant sur chaque question tout ce qui a été fait avant lui et comme don-
nant des bibliographies très-complètes pour son époque[3].

Dans son chapitre sur la Fièvre intermittente, il ne parle pas des accidents
pulmonaires qui peuvent en résulter ; il cite seulement les accidents pulmonaires aigus qui peuvent se produire comme manifestation ou complication d'une fièvre pernicieuse[4] , et il rappelle que depuis Harvey on a
constaté que les poumons étaient gorgés de sang quand le malade mourait
dans un accès[5].

---

[1] *Loc. cit.*, pag. 89.
[2] *Loc. cit.*, pag. 27.
[3] Jos. Frank ; Traité de pathol. interne, trad. Bayle. Paris, 1857.
[4] *Loc. cit.*, tom. I, pag. 105.
[5] *Loc. cit.*, pag. 108.

Mais dans son chapitre sur la Péripneumonie, il est plus explicite : « La péripneumonie ne respecte aucune région, dit-il, mais elle se présente plus souvent dans les régions marécageuses que dans les autres » ; et il ajoute en note : « Hippocrate affirme que les péripneumonies sont très-fréquentes dans les lieux marécageux ; et en effet je n'ai vu nulle part d'exemples aussi fréquents et aussi terribles de cette maladie qu'à Pavie, parmi les paysans qui se livrent à la culture du riz [1]. »

Il ne dit rien de plus à propos du catarrhe pulmonaire (bronchite chronique) [2].

Hippocrate et J. Frank, voilà les deux seuls partisans de cette idée que citent les auteurs avant les travaux de Heschl et Lancereaux : ce sont là du moins les deux seuls que cite Grisolle [3].

Il est bon cependant de rappeler ici les idées émises sur cette question par Broussais [4].

Parlant de la complication du catarrhe avec la fièvre intermittente, il dit : « On a lieu d'être surpris que les auteurs qui ont traité des fièvres intermittentes *ex professo* s'occupent si peu de cette complication, qui pourtant est si commune [5]. »

« Parmi les malades restés jaunes, languissants et bouffis à la suite d'une fièvre intermittente qui avait duré longtemps ou récidivé plusieurs fois, il y en avait à peine un sur dix qui n'eût point un catarrhe chronique.... Les causes les plus communes de la langueur suite des fièvres intermittentes étaient donc des inflammations chroniques du poumon soit dans son parenchyme, soit dans sa séreuse, et des voies digestives, plus souvent dans leur tunique musculaire que dans le péritoine [6]. »

« Ayant examiné une foule de malades au moment de l'invasion de l'accès

---

[1] *Loc. cit.*, tom. IV, pag. 169.

[2] *Loc. cit.*, pag. 351.

[3] Grisolle ; Traité de la pneumonie, pag. 134, 2e édit. Paris, 1864.

[4] Broussais ; Histoire des phlegmasies ou inflammations chroniques, 3e édit. Paris, 1822.— Cours de pathologie et de thérapeutique générales, 2e édit. Paris, 1834.

[5] Broussais ; Phlegmasies chroniques, tom. I. pag. 124.

[6] Broussais ; Phlegm. chron., tom. I, pag. 127.

dans l'époque du froid, j'ai toujours remarqué qu'ils avaient tous une petite toux. Depuis que j'ai fait cette observation, j'ai conçu qu'il fallait avoir les poumons bien robustes pour n'être pas enrhumé par la fièvre quand elle se répète souvent : et l'expérience m'a convaincu que presque tous les fébricitants s'enrhumaient durant la saison froide [1]. »

« Le frisson des fièvres intermittentes a, sur le poumon, le même effet que le frisson produit par l'impression de l'air froid ou de l'eau froide.... De même que le froid affecte plus souvent le poumon, comme étant le plus faible des vicaires de la peau, ainsi le frisson fébrile enrhume plus souvent qu'il ne procure une gastrite, une diarrhée ou une péritonite, à moins que quelque circonstance particulière ne prédispose à ces maladies [2]. »

« C'est particulièrement à Bruges que j'ai rencontré des catarrhes chroniques, suite de fièvres intermittentes, terminés par la mort, et sans aucun autre désordre qu'une induration du parenchyme ou une exsudation de la plèvre. J'en ai ouvert sept dans ce cas, qui moururent peu de jours après que j'eus pris le service. Je ne puis dire autre chose sur leur compte, sinon : 1° qu'ils avaient eu plusieurs rechutes de fièvres intermittentes que toujours on avait combattues par de fortes doses du grand fébrifuge; 2° qu'ils n'avaient plus de fièvre depuis un certain temps, comme quinze jours, un mois, etc.; 3° qu'ils avaient la toux sèche, nocturne, avec le teint paille et une légère bouffissure; 4° qu'une moitié périt subitement et sans fièvre, et l'autre dans une exaspération violente,....; 5° que l'autopsie me démontra toujours induration du parenchyme et beaucoup moins régulièrement inflammation et exsudation de la plèvre; 6° qu'aucun n'avait de tubercules; 7° que le bas-ventre ne me ...... qu'une augmentation du volume de la rate qui n'était pas constant; quelquefois de la sérosité dans le péritoine [3]. »

J'ai tenu à rapporter tout au long cette opinion de Broussais, parce que

[1] *Loc. cit.*, pag. 128.
[2] *Loc. cit.*, pag. 130.
[3] *Loc. cit.*, pag. 140.

c'est un de ceux qui ont le mieux connu ces lésions dont je m'occupe ;
je puis même dire qu'à ma connaissance, c'est le seul qui les ait suffisamment décrites.

Après cela, il faut en arriver au Mémoire de Heschl [1] sur la sclérose
pulmonaire, l'induration du parenchyme du poumon. Ce Mémoire, publié
en allemand, n'a pas, que je sache, été traduit en français. Je n'ai pas pu
me le procurer lui-même ; j'ai pu consulter seulement l'analyse du *Canstatt's Jahresbericht* en 1850 [2] ; celle de la *Gazette hebdomadaire de médecine
et de chirurgie* [3] en 1856 ; la citation de Charcot dans sa Thèse d'agrégation
en 1860 [4]; et celle de Lancereaux dans son Atlas d'anatomie pathologique
en 1871 [5].

D'après toutes ces analyses, Heschl « a trouvé cette induration le plus
souvent liée à des affections de longue durée et surtout à la cachexie paludéenne accompagnée de tuméfaction de la rate et du foie, d'hydropisie et
de dégénérescence rénale » (*Gaz. hebdom.*). « L'induration pulmonaire,
rare à Vienne, se montre assez fréquemment au contraire à Cracovie. Là
elle atteint presque exclusivement des individus dominés par l'influence
palustre et qui, à la suite de fièvres intermittentes de longue durée, ont
contracté des engorgements spléniques ou hépatiques, avec ou sans hydropisie et dégénérescence rénale » (Charcot).

Cette mention de Heschl est excessivement précieuse ; elle nous conduit
enfin aux travaux de Lancereaux lui-même.

Lancereaux rapporte d'abord les trois observations que nous reprodui-
rons plus loin, et puis il dit expressément : « Une même circonstance propre
à chacun de ces cas est l'impaludisme, car les lésions viscérales du premier malade ne peuvent laisser de doute à l'égard de cette intoxication. Or,
si l'on tient compte de la rareté de la pneumonie scléreuse à Paris, on doit

[1] Heschl ; *Ueber Lungeninduration*, pag. 2. Prag., Viertelj. 51. 1850.
[2] *Canstatt's Jahresbericht*, tom. I. 1850.
[3] Gazette hebd. de méd. et de chir., pag. 674. 19 sept. 1856.
[4] Charcot ; Thèse d'agrég. Paris, 1860. De la pneumonie chronique, pag. 49.
[5] Lancereaux ; Atlas d'anat. pathol., pag. 296. Paris, 1871.

être frappé de cette circonstance et y voir plus qu'une simple coïncidence. Une relation causale entre l'impaludisme et la pneumonie scléreuse me paraît d'autant plus admissible que j'ai rencontré seulement quatre cas de ce genre, et que si, dans le quatrième, il n'est pas fait mention d'une intoxication palustre ancienne, c'est peut-être parce que les antécédents y font défaut. D'ailleurs les caractères particuliers et pour ainsi dire identiques de la lésion pulmonaire dans les différents cas, plaident en faveur de cette manière de voir. Certains auteurs ont déjà signalé la fréquence relative de la pneumonie scléreuse dans les pays où règne l'impaludisme..... (il ne cite que Heschl). Pour toutes ces raisons, par conséquent, il y a lieu d'admettre un lien entre la pneumonie scléreuse et l'impaludisme, effets de l'intoxication palustre, de la même façon à peu près que certaines cirrhoses du foie [1] ».

Voilà le passage le plus clair et le plus complet en même temps qui existe dans les ouvrages modernes.

C'est à peu près là tout ce que la littérature médicale nous fournit de précis sur cette question. En étendant nos recherches, nous avons pu trouver cependant certains autres faits confirmatifs des précédents. C'est ainsi que dans la célèbre discussion sur l'antagonisme entre la phthisie pulmonaire et l'impaludisme, il s'est produit des affirmations fort en faveur de notre thèse.

Ainsi Sigaud, répondant à Boudin, dit : « S'il est un organe qui s'affecte communément dans les accès de fièvre intermittente pernicieuse, c'est le poumon ; l'intoxication l'altère souvent à un degré profond, avec la même fréquence, la même rapidité qu'elle affecte le foie et la rate [2].... »

Dans l'Inde, le Dr Cowel dit que c'est à la suite des fièvres intermittentes que la phthisie se développe [3]....

« La fièvre, dit James Armeley, n'est pas l'unique effet de la *mal'aria* sur la constitution humaine; d'autres maladies d'un caractère plus grave

[1] *Loc. cit.*, pag. 296.
[2] Sigaud; Maladies du Brésil. 1844.
[3] Cowel; *Obs. on pulmonary diseases in India*. London. 1835.

résultent de la même cause. La plus importante est la dysenterie; après elle viennent les altérations organiques des poumons, du foie, de la rate. James Bayle, chirurgien de la colonie de Sierra Leone, foyer de fièvres intermittentes et rémittentes, formule la même opinion dans son ouvrage[1]».

Sir James Clark dit : « Une fièvre d'accès semble beaucoup plus favoriser la fréquence de la phthisie que la prévenir ».

Le Dr Forry : « La fièvre intermittente tient une place prépondérante parmi les causes productrices de la condition cachectique du système qui précède la formation des tubercules ».

Enfin, Hirsch résumait le résultat de nombreuses recherches et de fréquentes observations dans les termes suivants : «Les contrées où les fièvres intermittentes abondent présentent aussi la phthisie pulmonaire avec un caractère endémique, et souvent de telle sorte que l'augmentation de l'une reste en rapport direct avec l'accroissement de l'autre[2]....»

Lombard, auquel nous empruntons les citations qui précèdent, rappelle encore dans sa Thèse[3] l'opinion de Laënnec déjà citée par Vigouroux[4] : «Les fièvres intermittentes graves paraissent être assez souvent des occasions favorables au développement des tubercules; car il n'est pas rare de trouver à l'ouverture du corps des sujets qui ont succombé à cette maladie quelques tubercules souvent assez volumineux dans le poumon. »

Tous ces témoignages, venant de médecins ayant une grande pratique des pays marécageux, ont pour nous la plus grande importance. Nous en trouvons d'autres cités par Grisolle[5], qui essaie vainement d'en contester la valeur.

[1] J. Armeley ; *Researches on the cause, notion and treatment of the more prevalent diseases in India.*

[2] Hirsch ; *Histor. geogr. medicin.* Erlangen. (V. Gaz. méd. 31 août 1850.)

[3] Lombard ; Quelques recherches sur l'antagonisme entre la fièvre des marais et la phthisie pulm. Thèse de Paris, 210. 1868.

[4] Vigouroux ; Antagonisme de la fièvre intermittente et des tubercules pulmonaires. Thèse de Paris, 1858.

[5] Grisolle ; Traité de la pneumonie, 2e édit. Paris, 1864.

Ainsi, on a remarqué que dans les Antilles anglaises et la Jamaïque, les fièvres intermittentes et rémittentes forment à elles seules près de la moitié des maladies, et que la pneumonie y est plus fréquente que dans les îles environnantes. Dans le Canada également, il y a beaucoup de fièvres intermittentes et beaucoup de pneumonies. Pour les pays tempérés, Monfalcon signale la fréquence des catarrhes pulmonaires dans les pays marécageux [1]. M. Nepple dit que la pneumonie est une des maladies les plus fréquentes chez les indigènes des pays d'étangs [2].

En vain Grisolle, qui rapporte toutes ces citations, essaie d'en contester la valeur. Il objecte seulement l'absence de rapport précis entre le nombre des fièvres intermittentes et le nombre des pneumonies, et il cite des pays où il y a beaucoup de pneumonies sans qu'il y ait des fièvres intermittentes. Il me paraît inutile de chercher à réfuter ces objections, qui n'infirment en rien les conclusions de notre Thèse.

Je crois inutile d'insister davantage pour montrer le caractère des renseignements déjà publiés sur la question qui nous occupe. Il y a beaucoup de documents épars, un grand nombre d'affirmations, mais peu de faits. Il n'y a pas un chapitre complet rédigé nulle part. Prenez les traités de pathologie interne, tels que Grisolle, Valleix, Niemeyer, Jaccoud; les ouvrages de clinique, Andral, Graves, Trousseau, Bennett; les traités spéciaux des maladies de l'appareil respiratoire, Bricheteau [3], Grisolle, Gintrac [4] et Blachez [5]; les traités de fièvre intermittente les plus récents, Griesinger [6], Colin [7]; le chapitre de Frerichs [8]; les travaux des médecins militaires de

[1] Monfalcon; Hist. médic. des marais, 2e éd., pag. 500.
[2] Nepple; Traité sur les fièvres rémittentes et intermittentes. Paris, 1835.
[3] Bricheteau; Traité des mal. chron. de l'appareil respiratoire. Paris, 1851.
[4] Gintrac; Nouv. Dict. de méd. et de chir. prat. Art. BRONCHES.
[5] Blachez; Dict. encycl. des sc. méd. Art. BRONCHES.
[6] Griesinger; Traité des maladies infectieuses, trad. Lemattre. Paris, 1868.
[7] Colin; Traité des fièvres intermittentes. Paris, 1870.
[8] Frerichs; Traité pratique des maladies du foie et des voies biliaires, traduct. Duménil et Pellagot, 2e édition. Paris, 1866.

Laveran, Frison[1], Jacquot[2] et surtout Catteloup[3]; les Thèses d'agrégation d'Hayem[4], de Charcot[5]; celles de doctorat de Chamaillard[6], Cadillon[7], Géry[8], etc., etc.: nulle part vous ne trouverez un chapitre un peu
complet et clinique sur les affections chroniques des voies respiratoires
d'origine paludéenne. Et cependant c'est bien aussi important que les altérations paludéennes du foie, que Frerichs a si soigneusement étudiées.

L'absence de synthèse et de relations cliniques complètes justifie les
hésitations de beaucoup de médecins qui n'ont pas vu par eux-mêmes, et
on comprend très-bien Grisolle disant : « Ce ne sont là encore que des
assertions. Nulle part en effet on ne trouve la preuve que la pneumonie
chronique soit plus fréquente dans ces conditions-là ;.... quelque grande
que soit mon estime pour les observateurs dont j'ai invoqué le témoignage,
je ne puis m'empêcher de douter lorsque je ne trouve ni détails sympto-
matologiques ni surtout de détails anatomiques précis[9].....»

C'est la conscience de cette lacune qui m'a inspiré le dessein de choisir
ce sujet-là pour en essayer une étude surtout clinique, c'est-à-dire une
étude où les faits seront chargés de répondre par eux-mêmes aux doutes de
Grisolle et de ses élèves. Aussi toutes les propositions que j'avancerai
seront basées sur les faits, et me paraîtront résulter directement de leur
saine interprétation.

Tout mon travail et les conclusions qui le terminent sont basés sur dix-

[1] Frison ; Des manifestations variées de l'impaludisme au point de vue pathogénique. (Rec.
de Mém. de méd. mil., pag. 193. Sept. 1870.
[2] Jacquot ; Histoire médicale de l'année 1850 à l'armée d'occupation de Rome. (Gazette
méd. 1851).
[3] Catteloup ; De la cachexie paludéenne en Algérie. (Recueil de médecine militaire, 2e série,
tom. VIII, pag. 1. 1851). — De la pneumonie d'Afrique. (Mémoires de médecine militaire,
2e série, tom. XI. pag. 268. 1853).
[4] Hayem ; Des bronchites; thèse d'agrég. Paris,
[5] Charcot ; loc. cit.
[6] Chamaillard ; De l'impaludisme chronique; thèse de Paris. 1867.
[7] Cadillon ; De l'impaludisme chronique; thèse de Paris. 204. 1869.
[8] Géry ; Essai sur la cachexie paludéenne; thèse de Montpellier, 57. 1869.
[9] Grisolle ; loc. cit., pag. 183.

4

huit observations. Sur ces dix-huit, dix m'appartiennent; les huit autres sont empruntées à Andral, Frerichs, Lancereaux, Catteloup et Gilbert.

Mes dix observations ont été prises toutes par moi dans le service de la clinique médicale, auquel j'étais attaché en qualité d'interne ou de chef de clinique intérimaire. Ce sont les observations I, II, III, IV, V, VI, XI, XIV, XV et XVIII.

Les autres ont été empruntées de la manière suivante :

L'Observation VII	est	la	LXXV	de Lancereaux [1];
—	VIII	—	XCI	— [2];
—	IX	—	LXIII	de Frerichs [3];
—	X	—	XIII	de Catteloup [4];
—	XII	—	LIII	d'Andral [5];
—	XIII	—	I	de Gilbert [6];
—	XVI	—	XCIV	de Frerichs [7];
—	XVII	—	CXXX	de Lancereaux [8].

---

[1] Lancereaux ; *loc. cit.*, pag. 95 et 294.

[2] *Loc. cit.*, pag. 124, 128 et 295.

[3] Frerichs ; *loc. cit.*, pag. 508.

[4] Catteloup ; De la pneumonie d'Afrique, pag. 293.

[5] Andral ; Clinique médicale, 3e édit., tom. III. Paris. 1834.

[6] Gilbert ; Considérations cliniques sur la pneumonie à quinquina; thèse de Montpellier. 1872

[7] Frerichs ; *loc. cit.*, pag. 659.

[8] Lancereaux ; *loc. cit.*, pag. 198 et 295.

CHAPITRE II.

Des bronchites chroniques d'origine paludéenne.

L'étude des bronchites doit précéder toutes les autres, d'abord à cause de la fréquence relative de cet ordre de lésions, et ensuite parce que les lésions plus intimes des parenchymes plus profonds commencent très-souvent par la bronchite elle-même. La bronchite chronique peut être presque toujours regardée comme le premier temps d'une affection quelconque des voies respiratoires d'origine paludéenne.

L'étude de ce genre d'affections doit donc être faite tout d'abord.

La bronchite miasmatique peut être étudiée à un grand nombre de points de vue, et si l'on voulait être complet il faudrait successivement la décrire dans ses causes, son mode de production, ses symptômes, sa marche..., son traitement. Cette étude, complète et désirable dans son entier, nous entraînerait évidemment trop loin.

Nous ne voulons pas oublier que notre mission n'est nullement ici de décrire les affections chroniques des voies respiratoires d'origine paludéenne ; nous voulons simplement essayer de démontrer l'existence de ce groupe nosologique. Nous ne voulons pas tant donner les caractères cliniques de ces maladies qu'énumérer leurs titres à être ultérieurement étudiées.

Dès-lors nous ne devons pas insister sur les symptômes, la marche, la durée, le traitement de ces bronchites ; il faut, pour ces genres de monographies, l'expérience des maîtres et des praticiens. Nous devons nous borner à un rôle plus modeste et établir seulement qu'il y a des bronchites chroniques qui sont liées à l'intoxication paludéenne, comme il y a des bronchites liées à la rougeole ou à tout autre état morbide donné.

Si on admet ce point de vue restreint, on voit que nous devons surtout insister sur les relations qui unissent nos cas de bronchite à la malaria originelle. Nous devons surtout étudier le mode de production des bronchites, leur pathogénie ; chercher à déterminer par quelle voie et de quelle manière le miasme paludéen peut développer et développe en effet des affections chroniques des bronches.

C'est ce mode pathogénique que nous chercherons à élucider, théoriquement d'abord, en appliquant les données les plus récentes de la physiologie pathologique. Mais nous n'oublierons jamais que notre entreprise est essentiellement clinique, et que pour être un secours, au lieu d'être un danger, la théorie doit toujours suivre pas à pas les faits qu'elle est chargée d'expliquer.

Les observations devront venir continuellement confirmer les grandes divisions que nous établirons dans la genèse des bronchites palustres.

I. La bronchite, telle que nous l'étudions, doit être considérée comme une manifestation de l'intoxication palustre, comparable entièrement à toutes les autres manifestations de cette intoxication. C'est un acte morbide, comme tous les autres, que l'on rencontre dans l'état morbide paludéen. Par conséquent, on peut s'attendre à trouver dans la pathogénie des bronchites palustres les mêmes principes que dans la pathogénie des autres maladies palustres, telles que l'altération du foie, de la rate, la fièvre elle-même.

Or, le premier principe à poser pour toutes ces manifestations, c'est qu'elles peuvent affecter la forme intermittente ou la forme continue, et que par suite il faut toujours les diviser en deux grandes catégories au point de vue du type.

Longtemps on a cru que le type intermittent était le type unique des affections paludéennes; que tout accident produit par les marais prenait la forme intermittente, et que cette marche à paroxysme était précisément la caractéristique de la malaria ; mais quand on a mieux connu l'affection paludéenne, quand on l'a étudiée dans les pays où elle atteint ses degrés les plus avancés de développement, on a vu rapidement que ces mani-festations étaient loin d'être toujours les mêmes, qu'elles produisaient des accidents de toute nature et de toute forme, et que, plus qu'aucune autre, cette affection morbide était un véritable protée, susceptible de se produire sous mille formes diverses.

C'est en Algérie que l'étude de tous ces faits fut poussée le plus loin par nos médecins militaires, ce qui a permis à Trousseau et Pidoux de dire dans leur *Traité de thérapeutique*: «C'est grâce à notre conquête de l'Algérie que nous avons pu sortir de la tierce et de la quarte, nous affranchir du préjugé nosographique du type, et rentrer ainsi dans une voie plus large pour la pathologie, plus droite et plus pratique pour le médecin. En Algérie, il nous a été donné de voir les types effacés et confondus, et nos fièvres intermittentes classiques changées en continues, comme pour signaler le vice d'une pyrétologie exclusivement fondée sur la considéra-tion du type. C'est là que nous avons appris à mieux connaître, non pas les fièvres intermittentes, mais les maladies miasmatiques. »

C'est là aujourd'hui l'avis de tout le monde.

Colin rappelle ces paroles de Trousseau et de Pidoux, et pose lui-même en principe que le type fondamental de la fièvre n'est pas la périodicité. Il montre combien les anciens, Torti, Lind, Pringle, Bailly, avaient de peine à comprendre ces manifestations continues, où ils supposaient une intermis-sion inaperçue. Il combat énergiquement, et en se basant sur les faits, cette manière de voir, et conclut nettement : « que ces affections ne doivent plus être, ni au nord, ni au sud, déterminées d'après leur type, ce qui en ferait des maladies complètement opposées, mais d'après leur étiologie, qui seule leur est commune et permet de les réunir en un même faisceau, qu'on les appelle miasmatiques ou telluriques ».

Griesinger n'est pas moins affirmatif : « Ce dernier caractère (paroxysmes rhythmiques), dit-il, n'est pas toujours facile à saisir; il est à peine appréciable dans certaines circonstances ; il peut même manquer complè-tement, comme cela a lieu dans les fièvres continues et les cachexies chroniques, qui relèvent des mêmes causes. Mais lorsque l'on considère que ces mêmes formes de l'infection palustre présentent un grand nombre d'autres caractères communs, que surtout elles peuvent se transformer en véritable fièvre intermittente, on y voit la preuve qu'elles sont de même nature que les formes paroxystiques. L'étiologie commune, voilà le point le plus important, le plus décisif ; l'expression symptomatique de l'intoxication légère ou grave se traduisant par des manifestations aiguës ou chroniques, procédant ou non par paroxysmes : voilà le point essentiellement variable. »

Ainsi, il me paraît nettement résulter de ces témoignages que, pour classer une maladie dans le groupe des affections paludéennes, il ne faut nullement rechercher si elle est intermittente ; il faut simplement rechercher son origine. Qu'il me soit permis de faire remarquer, en passant, cette confirmation donnée par les médecins les plus modernes aux grands principes de pathologie générale, qui veulent qu'un état morbide soit beaucoup plus caractérisé par la nature de sa cause que par l'aspect de tel ou tel symptôme, quelque important qu'il puisse paraître.

De là, la nécessité de supprimer le mot de fièvre intermittente et d'adopter un mot plus général, ne parlant que de la cause, tel que malaria, impaludisme ou intoxication paludéenne.

Ces principes étaient indispensables à noter pour faire comprendre que la bronchite d'origine palustre peut se présenter de deux manières différentes : elle peut affecter le type franchement intermittent, elle peut être continue d'emblée.

Les deux modes pathogéniques doivent être parfaitement distingués ; ils se présentent l'un et l'autre, et peuvent l'un et l'autre conduire à la bronchite chronique.

Griesinger admet trois modes principaux de manifestations morbides : Dans le premier cas, dit-il, tous les accidents procèdent par paroxysmes aigus, c'est la fièvre intermittente simple ; dans le second cas, les accidents sont continus et comme chroniques dès le début, mais plus tard surviennent des accidents aigus paroxystiques ; dans le troisième cas, les accidents chroniques d'emblée se poursuivent toujours d'une manière continue, sans présenter jamais d'accidents aigus paroxystiques.

Quand on considère un seul ordre de manifestations à part, comme les manifestations bronchiques, par exemple, il suffit de distinguer deux cas : le cas où la bronchite est à paroxysmes aigus, et le cas où la bronchite, continue dès le début, ne présente pas de paroxysmes.

Ajoutons seulement que dans une intoxication palustre donnée, tous les accidents n'affectent pas le même type. Ainsi les uns seront paroxystiques, les autres seront continus. C'est ainsi que la fièvre et la bronchite pourront être intermittentes, tandis que la lésion hépatique sera continue et conduira fatalement sans rémission à la cirrhose de cet organe.

C'est ainsi que je m'explique les cas de la deuxième catégorie de Griesinger, qui présentent un mélange d'accidents aigus et d'accidents chroniques.

Ainsi nous pouvons nous maintenir à cette première distinction, très-simple mais très-utile. Parmi les manifestations de l'impaludisme, les unes présentent des paroxysmes rhythmiques réguliers, les autres sont continues. Cela est vrai de la rate, cela est vrai du foie, cela est vrai de la fièvre, etc. Démontrons que c'est également vrai pour la bronchite.

Démontrons qu'il y a deux espèces de bronchite d'origine paludéenne : la bronchite à paroxysmes rhythmiques réguliers, et la bronchite continue d'emblée.

Les deux observations suivantes me paraissent mettre le fait hors de doute.

PREMIÈRE OBSERVATION.

Récidive de fièvre intermittente. Bronchite se produisant pendant l'accès—Guérison des accès; persistance de quelques phénomènes bronchiques passés à l'état chronique.

Delmas (Antoine), âgé de 44 ans, terrassier, né à Mende (Lozère), entre le 17 janvier 1873 à l'hôpital Saint-Éloi, où il est couché au n° 2 de la salle Saint-Vincent, clinique médicale, service de M. le professeur Dupré, M. Batlle suppléant.

Aucun antécédent héréditaire particulier. Le père et la mère sont morts à 70 ans. Lui-même n'accuse aucun antécédent morbide personnel ; il n'a en particulier jamais eu de maladie de poitrine. Il a beaucoup travaillé; dit n'avoir fait aucune espèce d'excès alcooliques ou autres.

En avril 1872, étant à Saint-Laurent, près Lunel (Hérault), non loin du littoral, il contracte la fièvre intermittente pour la première fois. Les accès durent six mois, affectant continuellement le type tierce. Pendant tout ce temps, il a pris du sulfate de quinine à maintes reprises. mais toujours irrégulièrement et sans jamais consulter de médecin. Au mois de septembre, les accès disparaissent; il n'a pas toussé du tout pendant toute cette première période de fièvre.

Vers le 10 janvier, il tombe de nouveau malade : il a des frissons assez irréguliers, et une douleur du côté de la région splénique. Deux ou trois jours après son entrée à l'hôpital, c'est-à-dire vers le 20 janvier, les accès apparaissent très-nets. Ils viennent tous les jours vers 2 heures après midi ; le frisson dure une heure et quart ; puis survient la chaleur, et la sueur dure toute la nuit. Pendant chaque accès, la douleur de la région splénique augmente très-sensiblement.

Vers le quatrième ou le cinquième accès, il se met à tousser, et cela sans cause extérieure ; il ne s'était nullement refroidi et gardait le lit. Il n'attire l'attention sur sa poitrine que quatre ou cinq jours après, le 1er février.

A ce moment, on constate que le matin il n'y a aucune espèce de râles ni de signes stéthoscopiques dans la poitrine, et le malade, parfaitement tranquille, ne tousse pas. L'après-midi pendant l'accès, qui vient tous les jours vers 3 heures, il y a des râles bronchiques ronflants et sibilants répandus et quelques sous-crépitants. — Il prend des granules d'arséniate de soude depuis le 29 janvier.

Les jours suivants, les phénomènes se reproduisent de la même manière : état d'apyrexie et de repos de tous les organes le matin ; fièvre et signes de bronchite l'après-midi. La toux dure toute la nuit.

Le 3 février au soir, on perçoit très-nettement des frottements pleuraux du côté droit, qui avaient peut-être un peu commencé hier, mais qui aujourd'hui sont beaucoup plus accusés. Interrogé à ce sujet, il dit que depuis quelques jours il éprouve pendant les accès une douleur dans le côté droit ; cette douleur, assez étendue, de la largeur de la main, augmentant par les efforts de respiration et de toux et à la pression, a disparu jusqu'à aujourd'hui dans l'apyrexie.

Le 4 février au matin, la douleur du côté persiste. Les frottements pleuraux se perçoivent encore également humides et fins, surtout vers l'angle de l'omoplate. Ces frottements s'exaspèrent l'après-midi, mais persistent le lendemain matin, 5 février, quoique diminués. La douleur du côté est peu intense, mais continue. Le malade est pâle et un peu amaigri. — Ajoutez une pilule de Blaud au granule d'arséniate de soude.

Le 6 février, l'accès n'apparaît plus. A partir de ce jour, les phénomènes aigus de congestion broncho-pulmonaire de l'après-midi disparaissent également. Les frottements pleuraux persistent quelques jours avec un peu de submatité diffuse. Le 10 février, il reste simplement dans la poitrine quelques points de submatité diffuse disséminés, avec une respiration rude et soufflante, fortement bronchique, qui s'est développée peu à peu pendant la maladie. La toux a bien diminué et ne présente plus notamment ses anciens paroxysmes de l'après-midi; mais elle persiste encore à certains moments après les fatigues musculaires en particulier. — 30 gram. huile de foie de morue.

Le malade s'améliore au point de vue de l'état général, mais sort le 27 février avec des signes non douteux d'une légère induration bronchique disséminée.

Diagnostic. — Série de congestions paroxystiques d'origine paludéenne s'effectuant sur les bronches, le poumon (?) et la plèvre, et produisant finalement une induration bronchique chronique.

Ainsi, voilà un homme de 44 ans, ne présentant aucun signe de maladie antérieure des voies respiratoires, qui est sous le coup d'une intoxication paludéenne invétérée. Dans le cours d'une récidive de sa fièvre intermittente, il est pris, sans cause extérieure connue, de bronchite, qui se répète tous les jours pendant l'accès, disparaît dans l'apyrexie et s'accompagne même alors de congestion pleurale. A ce moment, les signes cessent de disparaître entre les accès; il se développe une lésion chronique. Les accès disparaissent sous l'influence d'un traitement arsenical; tous les phénomènes thoraciques aigus disparaissent en même temps, et le malade sort bientôt après, avec des signes d'une légère bronchite chronique.

5

OBSERVATION II.

Fièvre intermittente ancienne plusieurs fois récidivée ; bronchite chronique avec emphysème pulmonaire généralisé à droite ; accès de fièvre à type quarte. — Impuissance du sulfate de quinine ; sortie sans amélioration.

Bertrand (Justine), âgée de 29 ans, journalière, née à Dun (Ariége), entre le 9 février 1873 à l'hôpital Saint-Éloi, où elle est couchée au n° 7 de la salle Sainte-Marie, clinique médicale, service de M. le professeur Dupré, M. Batlle suppléant.

Aucun antécédent morbide personnel ni héréditaire ; elle n'a notamment jamais toussé avant la maladie actuelle. Régulièrement menstruée, même pendant sa maladie, elle a vu ses dernières règles le 12 janvier. Elle a eu seulement quelques écoulements leucorrhéiques vers l'âge de 19 ans.

Elle contracte les fièvres intermittentes pour la première fois le 12 août 1872, à Vic (Hérault). Les accès affectent le type quarte. Coupés par le sulfate de quinine, ils reparaissent après quinze jours d'interruption, affectant cette fois le type quotidien. Il y a ainsi une série de récidives séparées les unes des autres par une série d'intermissions qui n'ont jamais duré plus de quinze jours à trois semaines. La récidive actuelle date d'un mois ; les accès affectent le type quarte. L'accès vient, dans l'hôpital, le 8, le 11, le 14, et le 17 encore, à 6 heures du soir ; il est peu fort, mais dure toute la nuit. La malade sue encore le matin. — Impuissance du sulfate de quinine méthodiquement administré après un vomitif.

La toux a commencé il y a deux mois ou deux mois et demi, sans que la malade ait pris mal, dit-elle ; elle n'a pas remarqué de relation entre les heures d'accès et l'exaspération de la toux, qui a toujours continué et même augmenté graduellement. En même temps que la toux commençait, la malade a ressenti dans le côté droit une douleur assez limitée, mais pas fixe ; cette douleur a duré un mois sans traitement ; elle a ensuite rapidement disparu sous l'influence d'un vésicatoire appliqué *loco dolenti*. La toux a continué.

Il y a une gêne assez considérable dans la respiration. La malade est rapidement essoufflée quand elle marche vite, quand elle monte un escalier ou même quand elle parle ; la respiration est courte.

Les crachats, verts, dit-elle, au début, étaient alors peu abondants ; ils sont maintenant beaucoup plus abondants ; ils n'ont jamais contenu de sang. La toux est quinteuse et fatigante.

L'appétit est bon et les digestions faciles. L'état général est satisfaisant, seulement la malade a maigri depuis quelque temps ; ses forces ont également diminué depuis le début de la maladie.

En avant, la poitrine est fortement bombée ; la voussure est surtout accusée à droite. Sonoréité exagérée et absence du murmure vésiculaire sur toute l'étendue ; signes d'emphysème pulmonaire généralisé, plus accusé à droite. En arrière on constate encore la voussure générale de la poitrine, toujours plus accusée à droite. Sonoréité largement conservée partout, fortement exagérée à droite. De ce même côté, grande obscurité du murmure vésiculaire, respiration granuleuse et rude : tous signes d'emphysème pulmonaire de tout ce côté droit ; à gauche, respiration supplémentaire.

La malade, désespérée de voir que son état ne s'améliore pas assez rapidement sous l'influence du sulfate de quinine et du vin de quinquina qui lui sont administrés, demande à sortir le 17 février. La toux et l'essoufflement persistent ; l'état de la poitrine est le même. Les accès, considérablement atténués, existent cependant encore.

Diagnostic. — Bronchite chronique avec emphysème pulmonaire généralisé de tout le côté droit, s'étant développée graduellement sous l'influence de l'impaludisme.

Il s'agit donc ici d'une femme de 29 ans, qui sans antécédent d'aucune sorte a été atteinte, dans le cours d'une intoxication palustre, d'une bronchite chronique que l'on ne peut évidemment rapporter qu'à l'influence maremmatique elle-même. Cette bronchite, continue et chronique d'emblée, s'est développée graduellement et a produit au bout d'un temps assez court un emphysème pulmonaire généralisé de tout un côté de la poitrine. Entrée à l'hôpital pour cette bronchite chronique et cet emphysème, en même temps que pour une récidive d'accès de fièvre quarte, elle est sortie sans grande amélioration après un traitement par le sulfate de quinine et le vin de quinquina.

Ces deux faits, ainsi rapprochés, me paraissent porter avec eux un enseignement évident : ils démontrent expérimentalement la distinction fondamentale que nous avons établie entre les diverses bronchites d'origine palustre.

Négligeant tous les détails sur lesquels nous pourrons revenir, si nous nous attachons seulement à faire ressortir les conditions pathogéniques de ces deux faits, nous voyons tout de suite leurs rapports et leurs disemblances. Dans l'un et l'autre cas, il s'agit d'une bronchite chronique : l'une a entraîné déjà de l'emphysème pulmonaire, l'autre n'a pas encore eu le temps de produire ce résultat. Mais peu importe, ce n'est là qu'une différence de degré ; le processus est au fond le même : il s'agit, dans les deux cas, d'une bronchite chronique. Dans les deux cas aussi, la seule et vraie cause de cette bronchite chronique est l'impaludisme. Ainsi, identité de cause, identité de résultat, mais différences radicales dans les moyens employés par la cause pour produire le résultat, dans les termes intermédiaires qui séparent le miasme paludéen de la bronchite chronique réalisée.

Dans un cas, en effet, la bronchite ne s'est réalisée qu'au bout d'un certain temps par des poussées successives, paroxystiques, intermittentes. Dans l'autre cas, au contraire, la marche a été d'emblée continue, est restée toujours continue, et la bronchite chronique s'est établie graduellement.

Ces deux faits me paraissent donc clairement démontrer ce premier principe déjà énoncé, que les manifestations palustres sur les bronches suivent les mêmes lois que les manifestations palustres sur d'autres organes, et qu'elles doivent être séparées en deux grandes catégories : bronchites chroniques palustres à marche paroxystique, bronchites chroniques palustres à marche continue.

Cette distinction faite, pénétrons plus avant dans le sujet, et essayons de voir comment se produisent ces bronchites dans chacune des grandes catégories que nous avons étudiées.

II. Comment peut-on concevoir que sous l'influence du miasme paludéen il puisse se produire des bronchites à paroxysmes, comme celle de notre Observation I ?

Pour bien comprendre le mécanisme pathogénique de ces affections, il est bon de rappeler le mode général d'action du miasme paludéen. L'expression la plus nette et en même temps la plus complète de cette intoxication est l'accès. Les phénomènes naturels de l'accès nous expliqueront la production des congestions viscérales d'une manière générale, et des bronchites en particulier.

Ce qui caractérise en effet l'accès de fièvre et surtout la première période de l'accès de fièvre, c'est un ensemble de mouvements qui sont tous dirigés de la périphérie vers le centre. Le sang abandonne les vaisseaux superficiels, laisse la peau pâle et comme exsangue, et se précipite au contraire en grande quantité vers les organes profonds, où il s'accumule et qu'il congestione.

Voilà un premier fait qui doit être mis hors de doute ; il n'est d'ailleurs contesté par personne. Il a été constaté par les praticiens de toutes les époques.

Hippocrate avait déjà nettement compris et écrivait très-bien tous ces phénomènes, quand il disait dans son *Traité du régime des maladies aiguës* (Appendice) : « En général, le refroidissement des pieds est un signe d'un redoublement prochain de la fièvre... ; quand au contraire la fièvre tombe, les pieds deviennent plus chauds que le reste du corps : en effet, elle croît refroidissant les pieds, s'allumant dans la poitrine, et envoyant sa flamme jusque dans la tête; toute la chaleur ayant pris avec force son courant vers le haut et s'exhalant vers la tête, il est naturel que le froid s'empare des pieds, parties nerveuses et dépourvues de chair. Mais en outre, étant très-éloignés des régions les plus chaudes, ils se refroidissent lorsque la chaleur se rassemble dans la poitrine ; par la même analogie, lorsque la fièvre se résout et se dissipe, la chaleur descend dans les pieds, et c'est le moment où la tête et la poitrine se refroidissent... Si, tant que les pieds sont froids, le ventre est nécessairement chaud et l'estomac soulevé; si l'hypochondre est tendu, si le corps est en proie à l'agitation à cause du trouble intérieur, si l'intelligence s'égare, si le malade souffre, s'il éprouve des tiraillements, s'il veut vomir, et si, vomissant des matières de mauvaise nature, son malaise empire ; au contraire, lorsque la chaleur est descendue dans les pieds et que l'urine coule, quand même il n'y aurait pas de sueur, tous les accidents se calment» (Éd. Littré, tom. II, pag. 421).

Il me semble difficile de décrire d'une manière plus complète et plus claire les caractères principaux de cette période de concentration fébrile dans laquelle le sang afflue de la périphérie vers le centre, et les liquides abandonnent la surface pour remplir les viscères profonds.

Cette idée a été acceptée, contrôlée et reproduite depuis par tout le monde, et vers le commencement de ce siècle, Grimaud, résumant en quelque sorte tout ce que l'on avait enseigné jusque-là, l'exposait de nouveau dans son *Cours de fièvres*. « La force tonique ou nerveuse peut être considérée, dit-il, dans chaque partie, comme le produit d'une espèce d'équilibration entre deux mouvements à directions opposées : un mouvement de chaleur ou expansif qui tend de la partie centrale du corps vers chacun des points de la circonférence ; un mouvement de froid ou de condensation qui se dirige au contraire de la circonférence vers la partie vraiment centrale.... Le début ou commencement de la fièvre est décidé par une prédominance bien sensible du principe du froid ou de condensation sur le principe de chaleur ou d'expansion, et c'est la dominance relative de cette force de condensation qui devient la cause réelle de cet état de spasme qui caractérise bien évidemment la première période ou le premier stade de la fièvre » (tom. I, pag. 84).

Les modernes n'ont pu que venir confirmer ce que les anciens avaient si bien et si souvent observé. Si vous lisez la description de l'accès de fièvre dans Griesinger, dans Colin ou tant d'autres, partout vous trouverez ce fait de la concentration des mouvements fluxionnaires constatés par tous les médecins.

On a même ajouté aux moyens premiers et plus grossiers d'observation, des anciens les procédés plus exacts et plus rigoureux des sciences modernes, et comme toujours, quand elle est bien appliquée, la science moderne n'a fait que compléter, en les développant, les observations faites de tout temps.

C'est ainsi que Hirtz a appliqué les recherches thermométriques à l'étude analytique de ce phénomène de concentration, et il a constaté directement que la température de la périphérie du corps s'abaissait, tandis que la température des centres s'élevait pendant le premier stade de la fièvre intermittente. Colin fait en effet remarquer que le mouvement de concentration n'est pas poussé à l'extrême dans l'accès de fièvre, comme dans certaines autres maladies, telles que le choléra. Il y a des parties de la surface du corps qui échappent au refroidissement de la périphérie , le creux de l'aisselle est du nombre. Aussi la température du creux de l'aisselle peut-elle bien représenter la température, non de la périphérie, mais des viscères profonds.

Il n'est donc pas étonnant que déjà dans la période de concentration fébrile la température du creux axillaire s'élève ; aussi cette observation date-t-elle déjà de longtemps. Comme le fait remarquer Grimaud, de Haën et de Haller avaient déjà démontré « que souvent, dans la première période de la fièvre, la chaleur observée au thermomètre est non-seulement au même degré que dans l'état ordinaire, mais qu'elle passe ce degré et qu'elle augmente de 12 ou 13° (ce qui est le terme le plus fort auquel elle puisse s'élever dans les fièvres plus ardentes), et qu'elle est alors de 107 à 108° au thermomètre de Fahrenheit, lorsque le malade se plaint d'un froid glacial et qu'il ne peut supporter » (tom. I, pag. 95).

Hirtz a très-heureusement complété ces observations thermométriques, en comparant la marche de la température dans le creux de l'aisselle et dans la paume des mains. Après avoir pris des températures de cinq en cinq minutes pendant la période de frisson d'un accès, il résume ainsi les résultats obtenus dans son article FIÈVRE du *Nouveau Dictionnaire de médecine et de chirurgie pratiques* : « 1° La chaleur augmente légèrement avant le frisson, tant à la surface qu'à la profondeur ; 2° avec l'explosion du frisson, les températures externe et interne divergent subitement; à mesure que monte la ligne de celle-ci, celle de l'autre

tombe rapidement en trente-cinq minutes jusqu'au minimum de 31°;
3° aussitôt arrivée à ce minimum, la température extérieure remonte
rapidement, et au bout d'une heure et demie atteint la ligne de la température axillaire, avec laquelle elle se confond pour ne plus s'en séparer.
Ce point d'intersection tombe naturellement sur l'acmé et se trouve correspondre à 41°,2... Il est donc expérimentalement démontré que le frisson
n'est pas une sensation illusoire, mais la perception d'un froid réel »
(tom. XIV, pag. 708).

On voit combien les recherches modernes sont venues confirmer et
pour ainsi dire systématiser les observations des anciens. Il ne faut
cependant pas s'exagérer non plus l'importance de ces travaux, et croire
qu'en effet tout le frisson est dû à ce refroidissement ; une partie doit être
mise sur le compte du système nerveux. Comme le dit très-bien Griesinger, « le refroidissement des parties périphériques ne doit pas être
suffisant pour produire par action réflexe un frisson aussi intense avec des
secousses convulsives aussi généralisées... Je dois donc considérer les
sensations subjectives du froid, le tremblement, la chair de poule, comme
le résultat d'une impression anormale du sang sur les centres nerveux »
(pag. 33).

Quoi qu'il en soit de l'explication, le fait est hors de doute : l'accès de
fièvre est caractérisé à sa première période par un mouvement de concentration qui diminue la température periphérique en augmentant la température centrale, et qui fait affluer le sang de la superficie vers les viscères
profonds.

Voilà le fait incontestable et incontesté qui a été successivement
affirmé par toutes les générations de médecins, depuis Hippocrate jusqu'à
nos jours.

Si maintenant, sortant du domaine des faits, nous cherchions à aborder
la question des explications théoriques, nous verrions alors le désaccord le
plus absolu succéder à l'harmonieux accord que nous avons constaté,
la plus désolante incertitude remplacer les affirmations si nettes de la
clinique.

Hippocrate voyait dans ces phénomènes des mouvements variés des humeurs morbifiques dont l'âcreté se modifiait plus ou moins par la coction. Sydenham y voyait « les esprits qui, se trouvant embarrassés et comme emprisonnés dans des humeurs visqueuses, font effort pour s'en dégager, et par cet effort produisent l'ébullition qui arrive dans les fièvres de printemps » (tom. I, pag. 68). Stahl croyait « que la contraction spasmo- dique de la peau dans la première période de la fièvre avait pour objet de porter le sang et les humeurs vers les parties intérieures, et surtout vers les organes des premières voies, et que cette congestion était destinée à augmenter la quantité des sécrétions qui se font habituellement dans les premières voies, afin de délayer et de rendre plus coulants et plus mobiles les sucs épaissis qu'il suppose accumulés dans les premières voies et qu'il regarde comme la cause matérielle de la fièvre....» (Grimaud, tom. I, pag. 125).

Nous n'en finirions jamais si nous voulions passer successivement en revue toutes les théories qui se sont succédé, et qui nous font sourire. Les modernes se sont hâtés de leur substituer de nouvelles hypothèses des- tinées à égayer nos successeurs.

Les uns veulent tout expliquer par une action sur le grand sympathique entraînant d'abord la contraction des vaso-moteurs, et ensuite leur relâ- chement. D'autres admettent au contraire une cause pyrétogène agissant sur le sang et augmentant les combustions, etc.

Hippocrate disait humeur âcre, Sydenham disait esprit; nous disons cause pyrétogène et action réflexe. Heureusement que si les mots changent, les choses et les faits restent.

Laissant donc de côté toute interprétation théorique hasardée ou pré- maturée, restons dans notre pur domaine clinique. Aussi bien les faits eux-mêmes bien constatés vont nous suffire à expliquer nos observations de bronchites à paroxysmes.

Il résulte des observations cliniques des anciens, complétées et préci- sées singulièrement par celles des modernes, que dans l'accès de fièvre in- termittente il se fait un mouvement général, dirigé de la périphérie au cen- tre, qui entraîne des congestions viscérales multiples.

Tous les organes profonds sont donc exposés à ces mouvements conges-

6

tifs, l'appareil respiratoire tout comme les autres. Voilà pourquoi nous observons des cas, et des cas nombreux, où l'accès s'accompagne de congestions sur les bronches, sur la plèvre, sur le poumon : voilà un fait acquis.

Mais nous voulons démontrer plus que cela. Nous voulons établir que si un accès produit une congestion bronchique, plusieurs accès successifs peuvent produire une bronchite, et plus tard même une bronchite chronique quand le poison continue d'agir.

Il s'agit donc de démontrer maintenant que ces congestions bronchiques d'origine paludéenne peuvent, en se répétant, donner lieu à de véritables bronchites chroniques.

III. — D'abord établissons le fait expérimentalement par un exemple clinique ; nous chercherons ensuite à nous expliquer son mode pathogénique.

OBSERVATION III.

Fièvre intermittente plusieurs fois récidivée. Bronchite paroxystique au début, devenue chronique ; emphysème pulmonaire et dilatations bronchiques (?). Poussée de bronchite aiguë généralisée, améliorée successivement par divers traitements. Deux séjours successifs à l'hôpital.

Gais (Pierre), âgé de 32 ans, cultivateur, né à Borida (Espagne), entre le 29 janvier 1873 à l'hôpital Saint-Éloi, où il est couché au n° 27, et plus tard au n° 23 de la salle Saint-Vincent, clinique médicale, service de M. le professeur Dupré, M. Batlle suppléant.

Cet homme n'a eu aucune maladie avant la fièvre intermittente ; il n'a notamment jamais toussé. Aucun antécédent héréditaire.

Il contracte les fièvres intermittentes, pour la première fois, le 15 octobre 1872, à Saint-Gilles, dans la Camargue. Les accès affectent le type quarte et durent quinze jours. Coupés pendant une semaine, ils reparaissent et persistent encore quinze jours, toujours avec le type quarte. Suppression de nouveau pendant huit jours. Nouvelle récidive cette fois, avec le type quotidien ; le malade entre à l'hôpital de Nimes. Coupés pour la troisième fois, les accès reparaissent encore une fois de plus et sont coupés depuis trois semaines au moment de l'entrée du malade à l'hôpital.

Il a commencé à tousser dès la seconde atteinte des fièvres, sans s'être enrhumé, dit-il. Il a remarqué qu'au début il toussait seulement pendant les accès ; il précise même et dit : « pendant que je tremblais ». Au bout d'un certain temps, dont il ne peut pas préciser la durée, la toux est devenue continuelle et a même été en augmentant. C'est pour la bronchite qu'il entre à l'hôpital.

A ce moment, la poitrine est remplie de râles sibilants sur toute la hauteur, particulièrement perceptibles en arrière et surtout au sommet gauche. De nombreux râles sous-crépitants sont disséminés par foyers et répandus également sur toute la hauteur de la partie postérieure du thorax. La poitrine est voussée antérieurement, surtout du côté gauche, où les espaces intercostaux sont dilatés. Sonoréité exagérée en ce point avec absence du murmure vésiculaire et sibilances. Ainsi, signes d'emphysème pulmonaire localisé au sommet gauche, de bronchite généralisée et probablement aussi de dilatations bronchiques disséminées. — 8 gram. copahu.

Le 4 février, les râles ont notablement diminué d'étendue et surtout d'intensité ; la respiration est plus libre ; elle est d'ailleurs rude, fortement bronchique, presque soufflante. Depuis deux ou trois jours, le malade présente en même temps un état gastrique assez prononcé avec envies de vomir. — Ipéca stibié (*illico*).

Dès l'après-midi, après les vomissements, les râles ont encore diminué de nombre et d'étendue.

Le 5 février, le malade se trouve lui-même mieux ; il respire plus librement. La toux persiste assez forte et assez fatigante. L'expectoration reste bronchique, sans caractères spéciaux depuis le début. Les râles sont moins nombreux et surtout moins fins; les bulles sont plus grosses. L'air pénètre mieux dans les canalicules bronchiques ; les râles humides sont surtout perçus à gauche. A droite, la respiration est un peu soufflante, et il y a de l'obscurité à la base. — Suspendez le copahu ; 1 pilule de datura.

Le 6 février, il tousse un peu moins. La respiration est rude, granuleuse à gauche sur toute la hauteur en arrière. A droite, il y a en bas un peu d'affaissement du côté avec obscurité de la respiration, et en haut quelques frottements pleuraux (il a eu un point de côté à droite dans le cours de l'an dernier, point de côté de courte durée et qui n'avait point laissé de traces subjectives; antérieur à la première atteinte de fièvre intermittente).

A partir de ce jour-là, l'amélioration va croissant. Le malade tousse et crache beaucoup moins. Cependant tous ces phénomènes, pour s'être amendés, sont loin d'avoir entièrement disparu. Il tousse encore et est surtout facilement essoufflé, quand il demande et obtient sa sortie le 12 février 1873.

Cinq jours après, le 17 février, il rentre à peu près dans le même état : il n'a pas pu travailler, dit-il ; la suffocation prenait des proportions considérables au moindre effort et rendait tout travail impossible. A ce moment, râles sibilants répandus ; quelques sons crépitants à la base. Les signes d'emphysème dominent. — 1 verre d'eau sulfureuse.

Quelques jours après, le malade quitte de nouveau l'hôpital, avec une légère amélioration.

Diagnostic. — Lésion chronique des bronches et du poumon d'origine paludéenne, ayant débuté par une série de congestions paroxystiques et ayant entraîné de l'emphysème pulmonaire et des dilatations bronchiques. Poussée aiguë de bronchite généralisée améliorée par le copahu, un vomitif, le datura et les sulfureux.

Voilà un fait que l'on peut, je crois, rapprocher avec fruit de l'Observation I déjà rapportée. Dans les deux cas, nous voyons l'intoxication paludéenne développer chez un homme en pleine santé une série de congestions bronchiques. Ces congestions se produisent bien pendant chaque accès, et même l'homme de notre observation III a bien noté que c'est pendant la première période de son accès qu'il toussait. Mais en outre nous voyons qu'au bout d'un certain temps ces congestions, à force de se répéter, finissent par produire une lésion plus durable. La toux se produit même dans l'intervalle des accès. La bronchite chronique est organisée ; le parenchyme pulmonaire est lui-même atteint de la même manière, et nous voyons même se développer le processus terminal habituel de la bronchite chronique, l'emphysème pulmonaire.

L'Observation I nous a bien fait saisir les congestions paroxystiques du début et le commencement de la lésion chronique. L'Observation III nous montre nettement les temps ultérieurs de développement du processus chronique confirmé. Les deux observations réunies mettent hors de doute le fait de la production de la bronchite chronique par une série de congestions paroxystiques produites par des accès de fièvre intermittente.

Le fait étant hors de doute, il faut chercher à en pénétrer un peu la nature, et voir comment la répétition du processus de l'accès de fièvre peut entraîner une véritable inflammation chronique de l'organe hyperémié à plusieurs reprises.

Le fait n'est pas isolé.

Il se passe des phénomènes du même ordre du côté de la rate. Tout le monde sait que très-souvent pendant l'accès de fièvre la rate augmente notablement de volume, puis dans l'apyrexie elle reprend son volume normal. Notre malade de l'Observation I nous a présenté un curieux exemple de ce fait. Si les accès sont peu nombreux, tout se borne à cela ; mais si les accès se répètent, alors la rate reste tuméfiée, même pendant l'apyrexie, de même que nous avons vu la toux de nos malades, d'abord limitée aux accès, se produire également ensuite dans l'intervalle de ces accès. Le fait est identique.

Ce mode de production graduel de l'hypertrophie chronique de la rate à la suite d'hypertrophies paroxystiques est actuellement reconnu de tout le monde. Griesinger le décrit très-nettement : « L'hypertrophie, dit-il, est encore peu considérable après le premier accès, dans la première apyrexie ; elle diminue peu à peu et va jusqu'à disparaître après une série d'accès ; un peu plus tôt ou un peu plus tard, l'hypertrophie de la rate se constitue définitivement ; elle peut diminuer de nouveau dans les longues apyrexies » (pag. 38).

La rate n'est pas le seul organe ainsi affecté. Le foie peut être également le siège d'hyperémies répétées, entraînant plus tard à leur suite une inflammation chronique. Sans doute le plus souvent le processus est d'emblée chronique, surtout dans nos pays ; mais d'autres fois il y a des hypertrophies paroxystiques très-nettes. « Dans les fièvres des pays chauds, dit

Griesinger, une tuméfaction aiguë coïncide souvent avec le premier paroxysme ; elle paraît pouvoir être rapportée à une forte hyperémie avec un dépôt pigmentaire » (pag. 41).

C'est à ces congestions hépatiques paroxystiques qu'il faut attribuer l'ictère qui accompagne fréquemment l'accès dans les pays chauds, et que Bondin a observé dans les 7/10 des cas.

Pour les reins, le phénomène est encore plus net, s'il est possible. Bien des observateurs : Néret, Abeille, Liebig, Dreisler, Griesinger, ont noté que souvent pendant l'accès de fièvre l'urine est albumineuse, et que cette albuminurie passagère disparaît pendant l'apyrexie. Cette albuminurie doit être rapportée à une congestion rénale que démontrent aussi fréquemment les douleurs éprouvées par les malades dans ces régions. Griesinger note avec beaucoup de soin que cette lésion peut disparaître avec la fièvre, mais qu'elle peut aussi dégénérer en maladie de Bright chronique.

Voilà tout à fait le type de ce qui se passe aussi pour les bronches. D'une part l'albuminurie, paroxystique au début, devient chronique ensuite et correspond à une néphrite chronique. D'autre part la toux, paroxystique elle aussi au début, devient chronique ensuite et correspond à une bronchite chronique.

On voit donc que le mode pathogénique que nous étudions pour la bronchite chronique n'est nullement une exception ou une particularité. C'est simplement une application à l'appareil respiratoire de ce qui est dit par tout le monde pour l'appareil urinaire, hémato-poïétique, etc.

Mais ce qu'il y a de curieux, c'est que les auteurs qui décrivent très-bien ce processus pour tous les appareils de l'organisme le négligent entièrement pour l'appareil respiratoire. Griesinger lui-même, que nous venons de voir décrire si nettement la genèse de l'hépatite et de la néphrite chroniques, Griesinger décrit les paroxysmes de toux et de congestion bronchique, mais il ne montre pas ces congestions répétées entraînant la bronchite chronique. J'espère que les faits que j'ai cités (Obs. i et iii) mettent maintenant la chose hors de doute, et montrent clairement que l'appareil respiratoire n'échappe pas plus que les autres aux atteintes habituelles du poison palustre.

Cela posé, pénétrons encore plus avant dans l'intimité de la question, et voyons en quoi consistent ces processus anatomiques , ce qui est le principal but de ce paragraphe.

On a discuté sur cette question dans maints endroits. Griesinger consacre tout un paragraphe à définir la nature particulière de la tuméfaction de la rate, et encore arrive-t-il à conclure que c'est comme une espèce d'inflammation diffuse, expression au moins vague et qui ne signifie pas grand'-chose.

On se heurte dans cette discussion à ces deux grands écueils : si pendant l'accès il se fait une simple congestion sur les viscères, cette congestion n'étant pas une inflammation, il ne devra jamais rien rester après l'accès, et on ne comprend pas le passage à l'état chronique. Si au contraire pendant l'accès il se fait une véritable inflammation, on ne comprend pas que dans beaucoup de cas tout disparaisse au point que le tissu se retrouve avec son aspect antérieur.

Ces difficultés viennent tout d'abord, je crois, de ce que l'on n'est pas bien fixé sur la valeur des mots que l'on emploie, et en particulier des mots congestion et inflammation. Sur le mot congestion, on est assez d'accord ; mais sur le mot inflammation!... Pour les anciens, ce qui caractérisait l'inflammation, c'étaient les signes symptomatiques dits inflammatoires. Pour les modernes, c'est l'état anatomique ; et encore parmi les modernes ce qui caractérise l'inflammation pour les uns, c'est l'exsudation; pour les autres, c'est la prolifération des éléments anatomiques.

Je crois, pour ma part, que ces deux opinions peuvent être conciliées ; les phénomènes d'exsudation ne sont, eux aussi, que des phénomènes de prolifération; seulement il ne faut pas prendre la cellule ni le noyau comme élément proliférant, il faut considérer la granulation moléculaire. Dans ce cas, l'inflammation commencerait dès que les granulations moléculaires augmenteraient de nombre. Or ce fait se produira toutes les fois que la nutrition sera augmentée, les phénomènes de prolifération n'étant au fond que des phénomènes de nutrition. Dès-lors il est naturel que quand le sang afflue en plus grande abondance dans un tissu, les éléments granuleux de cet organe se mettent à proliférer. Il est donc bien difficile qu'il y ait congestion sans qu'il y ait en même temps un peu d'inflammation, au sens histologique du mot. Si la congestion est passagère et disparaît rapidement, la prolifération est peu considérable, et on ne constate aucun changement appréciable dans le tissu. Mais si les congestions se répètent, les effets de la prolifération s'accusent de plus en plus, l'hypertrophie apparaît: la lésion chronique est constituée.

Voilà, ce me semble, ce qui se passe toutes les fois que nous voyons une induration chronique succéder à des congestions répétées. J'ai souvent observé à la clinique des malades qui présentent un bruit de souffle organique pendant une attaque de rhumatisme aigu. L'attaque se termine, le bruit de souffle disparaît. Le même phénomène se reproduit une seconde fois, quelquefois une troisième ; mais alors le bruit de souffle ne disparaît plus, même après l'attaque de rhumatisme. Pendant les deux premières crises la congestion des valvules avait entraîné une prolifération granuleuse incapable d'entretenir un souffle. Mais à la deuxième ou troisième fois cette prolifération a atteint un degré suffisant pour constituer une altération valvulaire chronique. Les études histologiques récentes ont nettement montré qu'en général les processus scléreux se développent ainsi par une série de poussées congestives. Le phénomène est surtout bien net dans la sclérose de la moelle, où ces congestions successives se traduisent symptomatiquement par des paroxysmes bien curieux.

Eh bien ! c'est là ce qui se passe pour la fièvre intermittente. Voilà comment je comprends l'espèce d'inflammation diffuse de Griesinger. C'est ainsi que doivent se développer l'hépatite chronique, la néphrite chronique et la bronchite chronique.

Colin a constaté ce mécanisme sans l'appliquer au fait que nous étudions: « On a voulu trop distinguer l'hyperémie de l'inflammation, dit-il ; la muqueuse bronchique, hyperémiée par un obstacle au cœur, donnera une exsudation qui, anatomiquement, différera peu du produit de la simple inflammation de cette muqueuse. » Il applique ces données à la production de la méningite chronique d'origine palustre; mais il néglige la genèse des lésions chroniques de l'appareil respiratoire.

Généralisant, nous trouvons dans ces idées l'explication des faits que nous avons cités (Obs. i et iii), et qui ne sont pour nous que des types de toute notre première grande catégorie de bronchites chroniques d'origine paludéenne, les bronchites palustres à marche paroxystique au début.

Passons maintenant à la deuxième catégorie, les bronchites palustres à marche continue d'emblée.

IV. Nous avons vu que d'une manière générale les manifestations de la malaria peuvent affecter deux types différents : la forme paroxystique et la forme continue. C'est ainsi que la fièvre peut être continue et qu'elle peut être intermittente ; l'hypertrophie de la rate peut être continue et elle peut être intermittente, etc.

Le processus qui est d'emblée continu affecte d'ailleurs la même forme que le processus qui est intermittent. Ainsi, au point de vue anatomique, le résultat est le même, que la cirrhose hépatique se développe par une série de congestions intermittentes ou par un mouvement d'inflammation continu.

Dès-lors, comme nous avons déjà étudié la bronchite à début intermittent, nous n'avons pas à revenir sur le mécanisme intime de la bronchite à début continu; nous devons seulement insister sur la réalité du fait clinique et sur ses caractères habituels.

Or, à ce point de vue, il faut encore faire une distinction.

Les affections paludéennes dont nous nous occupons ici sont continues d'emblée, mais elles ne sont pas nécessairement chroniques dès le début : elles peuvent commencer par être aiguës ; si le traitement spécifique est institué, elles disparaîtront. Un peu plus tard, récidive encore aiguë et à forme continue, jusqu'à ce qu'enfin la forme chronique s'établisse par la seule répétition des faits aigus.

Ainsi, par exemple, un malade a une première atteinte de fièvre intermittente; en même temps il prend une bronchite. Cette bronchite, d'origine palustre, affecte la forme continue. On donne le sulfate de quinine ; tout disparaît, fièvre et bronchite. Un peu plus tard, récidive de l'un et de l'autre, etc.: voilà un mode pathogénique très-net de la bronchite chronique à forme continue dès le début.

7

Ce n'est pas le seul : il y a des cas où la bronchite est non-seulement continue, mais aussi chronique d'emblée. Elle ne cède pas avec les accès de fièvre ; elle suit fatalement son cours une fois que l'organisme est intoxiqué. C'est le processus que l'on retrouve pour le développement de la cirrhose paludéenne. Une fois constituée, la lésion hépatique suit son cours et se développe dans les intervalles de fièvre, comme pendant les accès.

On comprend donc que, parmi les bronchites chroniques palustres à marche continue dès le début, il faut distinguer celles qui commencent par une série d'attaques aiguës et celles qui sont chroniques d'emblée.

Les exemples cliniques serviront à la fois de vérification et d'explication pour ces idées.

Voici d'abord une bronchite chronique palustre à marche continue dès le début, mais commençant par une série d'attaques aiguës.

OBSERVATION IV.

Fièvre intermittente ancienne ; bronchite aiguë non intermittente, n'apparaissant d'abord que pendant les périodes de fièvre intermittente, passant ensuite à l'état chronique . Pneumonie chronique ; emphysème pulmonaire. Récidive actuelle d'accès quotidiens avec bronchite aiguë généralisée. — Traitement par le copahu. Amélioration.

Laurent (Antoine), agé de 38 ans, cultivateur, né à Pont-Perrin (Haute-Loire), entre le 26 janvier 1873 à l'hôpital Saint-Éloi, où il est couché au n° 23 de la salle Saint-Vincent, service de M. Batlle, suppléant de M. le professeur Dupré.

Aucun antécédent morbide personnel ; il n'a jamais toussé et n'a même jamais été malade avant le début de ses fièvres intermittentes. Aucun antécédent héréditaire; son père est mort à 85 ou 86 ans, et a joui jusqu'à cet âge-là d'une très-bonne santé habituelle. Sa mère est morte à 40 ans, de maladie aiguë. Lui-même n'avoue aucune espèce d'excès.

Il contracte la fièvre intermittente en Afrique, pour la première fois, le 6 juillet 1868, et il ne peut parvenir à se guérir complètement qu'à son arrivée en France, où il débarque le 7 mai 1871. Pendant toute cette période, il n'avait eu que des intermissions passagères de huit ou quinze jours, sous l'influence de doses répétées de sulfate de quinine. Quelques-uns de ces

accès auraient été même très-forts et auraient entraîné la perte de connaissance. Dès le début de ses fièvres intermittentes, il se mit à tousser. Il n'a
pas remarqué qu'il toussât davantage pendant les accès, mais il a très-
bien noté que, dans les périodes d'intermission qui séparaient les diverses
récidives, la toux diminuait considérablement pour reparaître ensuite. A
son arrivée en France, il entre à l'hôpital de Marseille, à la fois pour ses
accès de fièvre et pour la toux, qui était devenue très-fatigante et opi-
niâtre.

Là, on se rend maître des accès de fièvre, qui disparaissent; mais la toux
persiste, avec une légère amélioration seulement. Après sa sortie de l'hôpital, la toux a même été toujours en augmentant. En janvier 1872, étant
à Avignon, il a un crachement de sang assez abondant : il le rendait à pleine
bouche, dit-il. Ces phénomènes se calment, mais une toux habituelle persiste avec un certain degré d'essoufflement.

Vers le 20 janvier 1873, il prend froid, dit-il, et sous cette influence
voit reparaître les accès de fièvre, qui affectent alors le type quotidien; il a
ainsi cinq accès. En même temps, la toux devient plus forte et plus pénible,
et il se décide à entrer le 26 janvier à l'hôpital, où nous l'observons.

A son entrée, on constate tous les signes d'une bronchite généralisée : la
poitrine est remplie de rhonchus de tous les tons ; quelques râles sous-crépitants. Mais ce qui frappe surtout, c'est la brièveté de l'inspiration, qui
n'existe pour ainsi dire pas, et la longueur de l'expiration, qui est très-sibi-
lante et qui ne finit réellement pas. En avant et surtout à gauche, signes
d'emphysème pulmonaire. — 8 gram. copahu.

Le 28, il n'y a pas eu d'accès, et l'apyrexie est complète. La respiration
paraît moins gênée ce matin; l'expiration est tout aussi prolongée que hier,
mais l'inspiration se fait mieux et plus profonde. Le malade lui-même sent
qu'il respire mieux ; les crachats sont assez abondants, un peu visqueux,
un peu adhérents au vase. — Continuez le copahu.

Le 29, l'amélioration est très-notable, elle frappe le malade lui-même;
elle continue les jours suivants. Le 31, il y a de l'obscurité du murmure
vésiculaire, de l'expiration prolongée et sibilante, des râles sous-crépitants
assez intenses à droite. Tous les signes ont d'ailleurs été toujours plus ac-

cusés à droite qu'à gauche. — Supprimez le copahu. Looch kermétisé.

Le 1er février, à gauche, les râles ont presque entièrement disparu ; il y a de la respiration rude et supplémentaire. En avant, le murmure vésiculaire est absent en certains points où la sérosité est exagérée. A droite, l'inspiration, toujours très-courte, est formée par deux ou trois bulles de râles sous-crépitants ; l'expiration est constituée par une sibilance très-fine, excessivement prolongée. La toux est quinteuse ; l'expectoration abondante. — Continuez le kermès. Décoction de lichen.

Le 3 février, il demande et obtient sa sortie. Il tousse encore et est essoufflé ; mais il se retrouve, dit-il, dans le même état qu'avant la poussée aiguë qui l'a fait entrer à l'hôpital. A ce moment, voici l'état de la poitrine : En arrière, le côté gauche est voussé avec sonoréité exagérée ; submatité diffuse sur tout le côté droit ; obscurité du murmure vésiculaire partout, absence même en beaucoup de points. L'inspiration est très-courte ou manque totalement ; l'expiration est très-prolongée et sibilante. Quelques frottements pleuraux sont disséminés, notamment au sommet droit et sur le côté gauche. En avant, la poitrine est bombée et globuleuse ; la saillie des parois et l'effacement du creux sous-claviculaire apparaissent surtout à gauche. Sonoréité exagérée des deux côtés, surtout à gauche. Obscurité du murmure vésiculaire ; quelques frottements dans la région précordiale et dans toute l'étendue du côté droit. La toux, assez fréquente et quinteuse, est fatigante. L'expectoration est abondante, spumeuse et muqueuse, avec quelques stries de sang quelquefois le matin. Rate hypertrophiée. Etat général très satisfaisant. Un peu d'éclat du second ton pulmonal.

Diagnostic.—Lésion chronique des bronches, du poumon et de la plèvre de nature scléreuse et d'origine paludéenne, ayant entraîné de l'emphysème pulmonaire. État aigu de bronchite généralisée, avec accès de fièvre, sous l'influence du froid, disparu à la sortie du malade, sous l'influence du copahu à haute dose.

Je veux surtout attirer l'attention sur le mode de début de cette bronchite chronique : d'abord elle me paraît être nettement d'origine palustre ; ce malade ne toussait pas avant d'avoir contracté les fièvres intermittentes, et pendant toute sa maladie la toux et les fièvres ont présenté des rapports qui mettent hors de doute leur communauté d'origine.

En outre, le malade a très-bien remarqué qu'il ne toussait pas plus pendant les accès que pendant l'apyrexie, ce qui montre que c'est bien une bronchite à marche continue dès le début. Mais quand les fièvres cessaient dans l'intervalle des récidives, il ne toussait plus, ou beaucoup moins. Donc, tout en étant continue dès le début, cette bronchite n'était pas chronique d'emblée. Elle s'est composée d'une série d'attaques aiguës qui étaient justiciables du sulfate de quinine, qui disparaissaient, comme les accès, sous l'influence du spécifique, et qui n'ont produit la bronchite chronique que par suite de leur répétition même.

Nous pouvons nettement nous rendre compte de ce mécanisme par l'aspect des phénomènes que présentait le malade à son entrée à l'hôpital. Sous l'influence d'une cause occasionnelle, le froid, il y avait eu récidive de la fièvre intermittente ; en même temps il y a récidive de bronchite aiguë qui s'est surajoutée aux accès, mais en prenant la forme continue, tandis que la fièvre prenait la forme intermittente.

Ainsi, nous avons là un véritable type de notre première subdivision de la seconde catégorie des bronchites chroniques : les bronchites chroniques palustres à forme continue d'emblée, mais débutant par une série d'attaques aiguës avant de passer à l'état chronique.

Nous avons maintenant à décrire les bronchites de la deuxième subdivision : les bronchites chroniques palustres à forme continue d'emblée et chroniques également dès le début.

Cette forme a déjà été décrite dans notre Observation II. La femme qui en fait l'objet a été atteinte de bronchite trois ou quatre mois après le début de sa fièvre intermittente. Aucune cause extérieure n'avait agi; c'est le poison tellurique qui a par lui-même produit cette bronchite. Seulement, dès le début et d'emblée, cette bronchite a été non-seulement continue, mais chronique. La malade n'a noté aucune relation entre les heures d'accès et l'exaspération de la toux, et même dans l'intervalle des récidives la toux continuait. Elle l'a très-bien dit elle-même : la toux, une fois qu'elle a eu commencé, a constamment été en augmentant graduellement sans rémission d'aucune sorte.

C'est le type de la bronchite chronique d'emblée. En voici un autre cas qui, pour être moins détaillé, n'en est pas moins concluant.

OBSERVATION V.

Fièvre intermittente récidivée. Bronchite chronique d'emblée peu intense.

Chapus (Louis), âgé de 43 ans, mineur (carrière de pierres), né à Nimes (Gard), entre le 7 février 1873 à l'hôpital Saint-Éloi, où il est couché au n° 7 de la salle Saint-Vincent, clinique médicale, service de M. le professeur Dupré.

Pas de maladie antérieure ; aucun antécédent morbide héréditaire ni personnel.

Il contracte la fièvre intermittente pour la première fois, il y a trois mois, à Marsillargues, où il était depuis huit mois. Les accès durent un mois avec un type irrégulier, dit-il, puis disparaissent sans traitement aucun. Depuis quinze jours, restant toujours à Marsillargues, il a vu réapparaître les accès de fièvre, cette fois avec le type tierce ; les accès sont peu intenses. Mais le malade présente tous les signes de la cachexie paludéenne : peau terreuse, face un peu bouffie, hypertrophie de la rate, perte de l'appétit, etc.

Le malade a commencé à tousser dès les premiers jours de sa première fièvre intermittente, sans s'être enrhumé ni exposé à aucune cause spéciale de bronchite. Il a continué depuis lors à tousser un peu. Jamais il n'y a eu de poussée aiguë ; il a simplement une petite toux habituelle depuis sa fièvre intermittente.

A son entrée à l'hôpital, la sonoréité est normale, plutôt un peu exagérée ; la respiration est rude, bronchique, soufflante en certains points, notamment vers l'angle de l'omoplate. Quelquefois quelques rhonchus, et même quelques sous-crépitants très-rares.

On commence le traitement par un éméto-cathartique; on administre deux potions de quinine, la deuxième étant rendue pendant un accès venu plus tôt; on fait des injections hypodermiques de sulfate de quinine. A partir de ce moment-là, il n'y a pas eu d'accès.

L'état de la poitrine reste à peu près le même.

La lésion bronchique est certainement très-peu avancée chez ce malade, mais elle n'est cependant pas douteuse, et ce qu'il y a de remarquable dans son histoire, c'est sa chronicité rapide. Dès le début, elle est ce qu'elle doit être; elle ne présente aucune de ces poussées aiguës qui caractérisent les cas analogues à notre Observation iv.

Tous les faits qui précèdent tendent bien à démontrer l'indépendance complète des diverses manifestations de la malaria. Ainsi, chez le même individu, la manifestation fébrile aura le type intermittent, tandis que la manifestation bronchique aura le type continu, ainsi de suite; c'est là un fait incontestable. En outre, il faut s'habituer à attacher pour ainsi dire la même importance aux diverses manifestations de la malaria, en ce sens que dans certains cas la fièvre sera très-peu de chose, tandis que les manifestations hépatiques ou pulmonaires occuperont le premier rang. En d'autres termes, il ne faut pas croire qu'il y ait corrélation nécessaire entre les divers ordres de phénomènes au point de vue de l'intensité.

Il ne faut pas croire surtout, comme on est trop souvent porté à le faire, que la fièvre donne la mesure du degré de l'intoxication palustre. Il y a des cas où les accès de fièvres sont peu accusés et peu nombreux, et où cependant l'intoxication paludéenne sera profonde; seulement elle se manifestera par tout autre chose, de telle sorte qu'il faut s'attendre à trouver des bronchites chroniques palustres assez sérieuses chez des malades qui n'ont eu qu'un petit nombre d'accès de fièvre peu importants.

Ce fait général a frappé tous les praticiens. « Chez certains malades, dit Colin, cette intoxication dite chronique se développe avec une singulière rapidité; j'ai vu des fièvres de première invasion conduire en quelques heures à la cachexie des individus dont l'organisation, jusqu'à cette atteinte initiale, avait conservé tous les attributs de force et de santé. Comme nous, P. Jacquot a observé en Algérie, mais surtout à Rome, des cachexies réellement galopantes, à la suite d'une première atteinte de fièvres» (pag. 294).

Voici un cas qui, en confirmant une fois de plus ces données cliniques, nous montre une bronchite chronique d'origine paludéenne développée chez une femme n'ayant eu qu'une dizaine d'accès de fièvre.

OBSERVATION VI.

Une seule atteinte de fièvre intermittente. Signes de cachexie palustre. Bronchite chronique; emphysème pulmonaire. Épanchement pleurétique chronique léger.

Cayzac (Marie), marchande ambulante, âgée de 48 ans, née à Castres (Tarn), entre le 3 mars 1873 à l'hôpital Saint-Éloi, où elle est couchée au nº 19 de la salle Sainte-Marie, clinique médicale, service de M. le professeur Fuster, M. Hamelin suppléant.

Aucune maladie antérieure personnelle ni héréditaire. Forte santé habituelle; elle n'a notamment jamais toussé, malgré une série d'imprudences.

Tous ces accidents datent du mois de septembre 1872. A cette époque, elle va vendanger à Saint-Gilles, dans la Camargue. Après quatorze jours de travail dans cette contrée, elle a des accès de fièvre quotidiens, trois jours de suite. Elle prend le sulfate de quinine ; les accès suspendus cinq jours récidivent, sont de nouveau arrêtés ; elle prétend ainsi avoir eu une dizaine d'accès. Mais malgré la suppression des accès de fièvre, elle a depuis lors toujours continué à être malade.

Elle voit ses jambes s'enfler graduellement, les forces diminuer; elle s'affaiblit et ne peut plus marcher ; le ventre grossit à son tour. Elle entre une première fois à l'hôpital, du 10 au 15 octobre 1872 (salle Sainte-Marie, 12, service de M. le professeur Fuster, suppléant M. Castan). A ce moment, elle présentait des phénomènes de cachexie paludéenne, particulièrement caractérisée par les hydropisies : œdème des extrémités inférieures, un peu d'ascite.

C'est pendant ce séjour à l'hôpital que la toux survient, sans refroidissement ni autre cause appréciable. A partir de ce moment, elle va graduellement en augmentant. La respiration devient de plus en plus gênée; bientôt surviennent de véritables accès de suffocation. Malgré cela, l'enflure ayant disparu, la malade demande et obtient sa sortie du 10 au 15 décembre 1872.

Mais la toux et l'oppression persistent, vont même constamment en augmentant, et la forcent à rentrer à l'hôpital cinq jours après sa sortie (deuxième séjour : salle Sainte-Marie, n° 12, service de M. le professeur Dupré).

La toux continue ; la dyspnée est considérable et présente des paroxysmes assez intenses. Puis, pendant ce séjour à l'hôpital, apparaît une légère douleur vague et étendue du côté gauche, qui s'accompagne bientôt d'un peu de submatité et de voussure, avec obscurité de la respiration sans retentissement égophonique. Il doit s'être formé un peu de liquide dans la plèvre, qui reste là sans aggraver très-sensiblement les accidents. La malade est très-légèrement améliorée et quitte l'hôpital le 26 janvier 1873.

Elle y rentre pour la troisième fois le 3 mars de la même année.

A ce moment, en avant, la poitrine est assez fortement bombée avec sonoréité exagérée ; la respiration est rude, bronchique, souvent accompagnée de sibilances. En arrière, sonoréité normale sur presque toute l'étendue, sauf à la base du côté gauche, où il y a une légère submatité avec obscurité de la respiration et un peu de voussure. Dans le reste de la poitrine en arrière, la respiration est rude, bronchique, avec des râles sonores. La toux vient par quintes et est très-fatigante. La dyspnée toujours considérable empêche la malade d'être entièrement couchée dans son lit ; elle présente des paroxysmes qui sont de véritables accès de suffocation. L'expectoration est facile ; les crachats blancs et sans caractères.

Rien au cœur. État général satisfaisant.

Diagnostic. — Bronchite chronique développée à la suite d'une intoxication paludéenne ; emphysème pulmonaire ; léger épanchement pleurétique à gauche.

Ce fait met en évidence des principes nouveaux qui nous permettent d'entrer dans le fond même du sujet qui nous occupe : c'est l'indépen-

8

dance relative de la bronchite chronique et des autres manifestations de
l'intoxication paludéenne, de l'accès de fièvre, par exemple.

Par les faits cités au début, on aurait pu croire que c'était l'accès de
fièvre qui était la seule cause des bronchites dites palustres ; que ces bronchites n'étaient pas produites par le miasme lui-même, qu'elles n'étaient
qu'une conséquence secondaire des phénomènes primordiaux. Les faits
que nous avons cités en dernier lieu détruisent complètement cette idée.

Quand l'accès de fièvre produit une bronchite, il n'est là qu'un intermé-
diaire ; c'est un des termes de tout l'appareil symptomatique dont la bronchite fait partie. Mais au fond tout cet ensemble dépend de la cause première du miasme lui-même. Et ce qui le démontre, c'est que dans un
grand nombre de cas (Obs. ii, iv, v) la bronchite peut se développer avec
un type différent de la fièvre elle-même, et que même dans certains autres
cas (Obs. v) la bronchite chronique palustre peut se développer, quoique
les accès aient été excessivement peu nombreux.

Ainsi, il ne faut pas diviser les symptômes de l'impaludisme en deux catégories : ceux qui sont directement produits par le miasme, et ceux qui
sont secondairement produits par l'accès. Tous sont sous la dépendance de
l'intoxication elle-même : accès, bronchite, cirrhose hépatique, engorgement
splénique. Tous sont des manifestations directes du miasme au même titre ;
et ce qui le prouve, c'est leur indépendance mutuelle quant au type et à
la durée.

Ces principes étaient indispensables à rappeler pour préciser la significa-
tion de la bronchite chronique dans la séméiotique de l'impaludisme.

Je me résume :

L'intoxication paludéenne peut produire des bronchites chroniques au
même titre qu'elle produit des altérations chroniques de la rate, du foie
ou de tout autre organe.

Ces bronchites peuvent être divisées en plusieurs catégories, suivant
leur type et leur évolution :

A. Elles peuvent affecter le type intermittent. bronchite intermittente ;
elle devient chronique par la répétition même des accès (Obs. i et iii).

B. Elles peuvent affecter dès le début le type continu ; mais dans ce cas là :

a. Elles peuvent débuter par une série de poussées aiguës, et ne devenir chroniques qu'ensuite graduellement (Obs. iv).

b. Elles peuvent être chroniques d'emblée et évoluer sans intermission (Obs. ii, v, vi).

Ces deux derniers ordres de faits démontrent bien nettement que ces bronchites ne doivent pas être considérées comme des symptômes secondaires, conséquence de l'accès, mais bien comme des manifestations directes de l'intoxication par le miasme paludéen.

CHAPITRE III.

Des pneumonies chroniques d'origine paludéenne.

Il est peu de questions qui aient plus subi l'influence des époques et des systèmes en médecine que la question des pneumonies chroniques. Tour à tour niée et acceptée, considérée comme rare par les uns, comme excessivement fréquente par les autres, la pneumonie chronique a fini, je crois, par conquérir une place, et une place justement méritée, dans les causes nosologiques. Hâtons-nous d'ajouter que les travaux anatomo-pathologiques de notre siècle ont surtout contribué à mettre cette question dans sont véritable jour.

Il n'est peut-être pas inutile de rappeler ces fluctuations de l'opinion médicale qui ont précédé les travaux de l'École anatomique.

Laënnec, auquel on fait toujours remonter les débuts de l'étude scientifique des maladies respiratoires, Laënnec écrivait en tête d'un chapitre : « Connaît-on des péripneumonies chroniques ? » Et s'il concluait à l'affir- mative, c'était du moins pour en proclamer l'extrême rareté. « Je ne connais, dit-il, expressément qu'un petit nombre de cas qui puissent être regardés comme des exemples de péripneumonies chroniques, et ils sont tous assez rares. »

Cette idée, émise une fois, fut reprise et soutenue successivement par un grand nombre de maîtres. Pour Andral, on a peut-être exagéré la rareté de cette affection, mais Chomel ne se rappelle pas avoir trouvé, en seize ans d'études attentives, plus de deux cas de pneumonie chronique sur deux cents autopsies. Il conteste même le cas rapporté par Bayle et qu'Andral considérait comme pneumonie chronique. Bouillaud, auquel j'emprunte en partie cet historique, dit que depuis quatorze ou quinze ans qu'il se livre à l'étude de la clinique, il conclut que ces inflammations chroniques sont effectivement fort rares. (Dict. en 15 vol., art. *Pneumonie*, pag. 424.)

Ainsi Laënnec, Andral, Chomel, Bouillaud, voilà les grands noms qui ne trouvent que très-peu de pneumonies chroniques et qui en proclament l'extrême rareté.

En face se trouve Broussais : lui, admet très-bien la pneumonie chronique ; il en constate même de nombreux exemples, mais il se jette en même temps dans l'excès opposé ; il confond sous ce seul nom toutes les altérations chroniques du poumon. C'était combattre toute la doctrine de Laënnec ; c'était une hardiesse qui étonnerait peut-être moins aujourd'hui, car au fond le processus de formation des tubercules n'est-il pas un processus inflammatoire, au sens histologique du mot ? Et ne pourrait-on pas considérer les tubercules comme une manifestation particulière de la pneumonie chronique ? Je crois, pour ma part, que l'École contemporaine tend de plus en plus à reprendre en cela les idées de Broussais.

Quoi qu'il en soit, on comprend l'état de la question et les incertitudes des esprits vers 1835 ou 1840 : les uns, avec Laënnec, Bouillaud, Chomel, ne voyant des pneumonies chroniques que très-rarement ; les autres, avec Broussais et ses disciples, en trouvant partout.

Pendant ce temps néanmoins, les recherches anatomo-pathologiques se continuaient sur cette importante question et tendaient à jeter une certaine lumière sur ce sujet obscur ; à l'heure qu'il est, l'histoire anatomo-pathologique de la pneumonie chronique est assez complète.

Tout est à faire pour son classement nosologique, c'est-à-dire pour son étude étiologique. Le sujet que nous avons entrepris peut être considéré comme un chapitre essayant de combler cette lacune.

Il était indispensable de rappeler ces hésitations de la science au sujet de la pneumonie chronique. Elles nous serviront d'abord d'excuse, et ensuite elles nous montrent la nécessité d'étudier non-seulement l'évolution clinique des pneumonies chroniques palustres, mais encore leur évolution anatomo-pathologique. Pour les bronchites, nous avons pu négliger ce dernier point de vue, parce que tout le monde est d'accord sur l'anatomie pathologique de ces affections. Pour la pneumonie chronique, au contraire, il y a différentes lésions répondant au même nom ; il n'est pas inutile de dire laquelle de ces lésions se trouve spécialement dans les pneumonies chroniques d'origine paludéenne.

Nous diviserons donc ce chapitre en deux paragraphes :

§ I. Histoire anatomo-pathologique des pneumonies chroniques d'origine paludéenne.

§ II. Histoire clinique des pneumonies chroniques d'origine paludéenne.

Dans ces deux paragraphes, nous nous appuierons, toujours relativement, sur les faits, autopsies ou observations recueillis par nous ou empruntés aux divers auteurs.

§ I.

HISTOIRE ANATOMO-PATHOLOGIQUE DES PNEUMONIES CHRONIQUES D'ORIGINE PALUDÉENNE.

Charcot, qui a donné un excellent résumé des travaux déjà parus sur la pneumonie chronique, admet au point de vue anatomique trois ordres de lésions : l'induration rouge, l'induration jaune et l'induration grise.

Les deux premières lésions ne sont en quelque sorte que des termes de transition et d'acheminement vers la troisième. Dans l'induration rouge, il y a persistance de l'hépatisation rouge : l'exsudat fibrineux remplit les alvéoles, seulement on voit apparaître déjà quelques cellules fusiformes. C'est là évidemment le commencement du travail prolifératif qui entraînera l'induration grise plus tard. Supposez maintenant des quantités variables d'exsudat et des proportions également variables de sang ou de graisse dans ces produits, et vous aurez diverses couleurs d'induration et entre autres l'induration jaune. Il n'y a toujours là que des termes préparatoires de l'induration grise.

L'induration grise ou ardoisée est la véritable pneumonie chronique pour Charcot : c'est la métamorphose fibreuse, comme on disait autrefois ;

la prolifération conjonctive ou la sclérose, comme on dit aujourd'hui. On voit s'épancher dans les alvéoles une matière amorphe granuleuse. Les éléments du tissu conjonctif inter-alvéolaire prolifèrent activement ; les cloisons s'épaississent, etc. Enfin on reconnaît là tous les caractères de ce que l'on appelle la pneumonie interstitielle, ce que Corrigan avait décrit en 1838 sous le nom de cirrhose du poumon et qu'on appelle plutôt maintenant sclérose pulmonaire.

Voilà toute la pneumonie chronique pour Charcot. Évidemment le tableau est incomplet.

En 1865-66, V. Cornil a présenté à la Société médicale d'observation de Paris un Mémoire sur l'anatomie pathologique des diverses espèces de pneumonie aiguë et chronique. C'est le complément indispensable du travail de Charcot (*Arch. gén. de méd.*, 1867, vol. I, pag. 747).

Se basant sur l'anatomie normale du poumon, Cornil distingue deux espèces de pneumonies : les pneumonies intravésiculaires, qui ont pour siége la membrane hyaline recouverte de quelques cellules épithéliales pavimenteuses qui tapisse les alvéoles, et les pneumonies extravésiculaires, ayant pour siége le tissu fibreux et élastique qui sépare les alvéoles. De là deux espèces de pneumonies chroniques, qui sont : la pneumonie chronique intravésiculaire (caséeuse) ; la pneumonie chronique extravésiculaire (interstitielle, scléreuse). On voit que Charcot n'avait décrit que la seconde de ces deux espèces de pneumonie chronique.

Telle est la division qu'il faut accepter aujourd'hui, et à laquelle tout le monde se range, avec des noms quelquefois différents. C'est ainsi que Lancereaux, dans son *Atlas d'anatomie pathologique*, divise également les pneumonies en pneumonies alvéolaires (intravésiculaires de Cornil) et interstitielles ou prolifératives (extravésiculaires de Cornil).

Nous admettons donc qu'au point de vue anatomo-pathologique il y a deux espèces de pneumonie chronique : la pneumonie caséeuse et la pneumonie scléreuse.

Voyons maintenant laquelle de ces deux formes est plus particulièrement l'expression de l'intoxication paludéenne.

Je n'ai trouvé aucun cas bien net de pneumonie chronique caséeuse d'origine paludéenne. Dans l'Observation xi, que je rapporte plus loin, on verra certains points où la pneumonie lobulaire caséeuse n'était pas douteuse; mais la lésion principale était évidemment d'un autre ordre, et le processus caséeux ne doit, je crois, y être considéré que comme une complication relativement accessoire et secondaire.

Bien différents sont les résultats de mes recherches sur la pneumonie chronique scléreuse. Tous les malades dont nous rapportons les observations avaient des pneumonies scléreuses, quand ils avaient des pneumonies chroniques ; de telle sorte que nous ne pouvons que confirmer l'opinion de Heschl et de Lancereaux, que nous avons déjà rappelée dans le chapitre I.

Ainsi l'intoxication paludéenne peut produire des pneumonies chroniques, mais elle ne produit pas toute espèce de pneumonie chronique : c'est ce qui démontre l'utilité de l'étude anatomo-pathologique. Le miasme paludéen ne produit que des pneumonies chroniques scléreuses.

Et on remarquera qu'en produisant des scléroses pulmonaires le miasme paludéen agit comme il agit toujours. En général, les altérations chroniques qu'il produit dans les divers organes sont de nature scléreuse, témoin la cirrhose hépatique d'origine paludéenne, la sclérose des reins, etc.

C'est donc là une nouvelle conclusion importante qui tend encore à faire rentrer l'appareil pulmonaire dans la loi commune, d'où on l'excluait à tort, pour ses rapports avec l'impaludisme.

Appuyons cette affirmation par des faits.

OBSERVATION VII.

Cachexie paludéenne. Pneumonie chronique. Pigmentation des viscères abdominaux.
(LXXVe de Lancereaux.)

T..., âgé de 40 ans, jardinier, né dans le département d'Indre-et-Loire, est un ancien habitant de Sologne. Le 6 février 1864, ce malade entre à l'Hôtel-Dieu, dans un état de grande faiblesse'et de profonde cachexie. Il a de la dyspnée, et l'examen de la poitrine révèle l'existence d'un souffle bronchique au sommet du poumon droit ; néanmoins, fièvre presque nulle.

Ce malade fait remarquer que depuis quelque temps il s'est aperçu d'une coloration noire, sous forme pointillée ou par petites taches, de la peau de la verge et du scrotum, de la muqueuse du gland. Depuis environ la même époque, la peau des mains et des pieds a pris une teinte grisâtre. Le 8 février, il succombe, dans un état de profond épuisement, des suites de l'altération générale de son organisme bien plutôt que de la lésion locale des poumons.

Autopsie. — Le cerveau ne présente pas d'altération appréciable.

Le poumon gauche est induré, grisâtre ; sa surface de section est lisse, ferme, résistante au doigt, qui ne peut la pénétrer ; elle a une teinte rosée et se trouve parsemée de points pigmentaires et de trames blanches dues à l'épaississement des cloisons interlobulaires. Le parenchyme, qui a la dureté du cuir, n'est plus insufflable ; il présente à l'examen microscopique un épaississement de la trame conjonctive inter-alvéolaire, qui est infiltrée de cellules et de noyaux ronds ; les alvéoles sont aplaties et contiennent quelques éléments épithéliaux. Le reste du poumon gauche et le poumon opposé sont légèrement œdématiés.

Le cœur offre une teinte bronzée, les orifices sont intacts.

Le foie, volumineux, mesure transversalement 34 centimètres, en hauteur 27 centimètres, et en épaisseur 9 centimètres ; il est granulé à sa surface et dans sa profondeur, de consistance ferme, d'une teinte jaune brunâtre ou jaune sale, coloration qu'il doit à l'infiltration des cellules hépatiques par un pigment jaunâtre qui sous forme de granulations les remplit plus ou moins complètement. Ce pigment se retrouve dans les parois de quelques vaisseaux, mais il n'existe pas dans la trame conjonctive.

La rate est très-volumineuse ; sa capsule est épaissie et partout opaque, adhérente aux parties voisines ; elle est friable et pigmentée. Les cellules propres de cet organe, les globules blancs et les vaisseaux sont le siége de cette pigmentation. Le pigment est en faible quantité dans le sang, et il est difficile de l'y rencontrer.

Le pancréas offre une teinte générale souillée par suite de l'infiltration pigmentaire des épithéliums de ces culs-de-sac, et les glandes lymphatiques du voisinage sont également modifiées.

Les glandes duodénales sont colorées par des granulations pigmentaires noires. Les plaques de Peyer sont brunâtres, ardoisées et saillantes.

Les testicules sont petits et atrophiés, et les canalicules spermatiques colorés par des granules de pigment déposés dans les cellules épithéliales qui les tapissent.

Les reins sont peu altérés ; l'un d'eux est piqueté de noir au niveau des points déclives.

La peau du scrotum et du pénis est colorée par un pigment noir abondant, qui occupe la couche profonde du réseau de Malpighi.

On ne doit pas se dissimuler que cette Observation, si complète au point de vue anatomo-pathologique, laisse singulièrement à désirer au point de vue clinique. Cependant je crois, avec Lancereaux, que l'intoxication palustre peut être mise hors de doute. Cet homme avait en effet habité une localité où l'intoxication palustre est endémique et « présentait, ajoute-t-il, une pigmentation des viscères évidemment produite par le miasme paludéen ».

La relation est encore plus nette dans le fait suivant.

OBSERVATION VIII.

Fièvre intermittente plusieurs fois récidivée. Pneumonie chronique ; infarctus embolique de la rate. Endocardite valvulaire avec poches anévrysmatiques perforées.

(xcıᵉ de Lancereaux.)

D..., capitaine en retraite, habitant des colonies, où il a éprouvé plusieurs atteintes de fièvre intermittente, et, paraît-il, aussi quelques attaques de rhumatisme, est amené le 19 mars 1864 à l'Hôtel-Dieu, et placé au n° 42 de la salle Sainte-Anne (service du professeur Grisolle). Le 20, teinte jaune, sécheresse et chaleur de la peau, douleur et très-légère tuméfaction au niveau des coudes, des poignets et des genoux ; frisson, fièvre intense, profonde faiblesse, adynamie. Dyspnée considérable, sans lésion bien appréciable des poumons ; souffle cardiaque incertain ; langue sèche, fendillée ; parole difficile ou même impossible. Ces différents symptômes conduisent M. Grisolle à diagnostiquer une infection purulente, et à porter un pronostic des plus graves. La mort, en effet, eut lieu le même jour, dans un état de subdélirium et de coma.

L'autopsie fut pratiquée par mon regrettable collègue le docteur Fritz, qui voulut bien me confier les pièces et me donner les renseignements qui précèdent.

Rien de spécial dans l'apparence extérieure du crâne ; plusieurs articulations ouvertes ne laissent écouler qu'une faible quantité de sérosité sans pus. Le cerveau paraît intact.

Le sommet du poumon gauche adhère intimement à la paroi thoracique recouverte par la plèvre épaissie ; il est compact, élastique, ferme, et ne cède nullement à la pression du doigt. Sa coloration est grisâtre, marbrée de noir et de rose, et sur un point il existait une masse jaune caséeuse. Les bronches qui traversent le poumon au niveau du point altéré sont dilatées, et leur surface est inégale et rosée ; les vaisseaux ont leurs parois épaissies. Sur une coupe microscopique du parenchyme induré on aperçoit les cloisons des alvéoles partout épaissies, et ces dernières sur quelques points complètement effacées et remplacées par un tissu fibrillaire. Les parois des vaisseaux, plus épaisses, sont infiltrées d'un pigment sanguin noir, lequel se retrouve encore dans d'autres endroits. A un grossissement plus fort, il est clair que l'épaississement des cloisons est produit par un tissu conjonctif très-dense, renfermant un plus ou moins grand nombre de noyaux. Les cavités alvéolaires non effacées contiennent, avec quelques globules sanguins et graisseux, des cellules épithéliales et des corpuscules granuleux. Le lobe inférieur du poumon gauche et le poumon droit sont simplement œdématiés.

Le cœur est augmenté de volume, surtout à gauche. La paroi ventriculaire de ce côté est hypertrophiée. Les orifices paraissent encore suffisants, mais deux des valvules aortiques et la valvule mitrale sont le siége d'une altération toute particulière. Sur les valvules, en effet, il existe du côté de la surface ventriculaire de petits appendices auriculaires, sortes de petites poches en doigt de gant, connus sous le nom d'anévrysmes valvulaires et disposés perpendiculairement à l'axe de ces orifices. Ceux de ces anévrysmes qui intéressent les valvules aortiques se font remarquer par leur siége à la base et dans l'angle d'insertion de ces valvules. Chacun d'eux se trouve perforé, et un coagulum fibrineux remplit en partie une excavation de plusieurs centimètres qui existe à la base de l'anévrysme mitral.

Le tissu des valvules n'est d'ailleurs pas sensiblement altéré, si ce n'est au niveau des poches anévrysmatiques; en ces points il est rouge, injecté, ramolli et friable, ou même couvert de petites saillies papillaires. Des saillies analogues se retrouvent sur une partie de la valvule mitrale non affectée d'anévrysme. Quelques-unes de ces végétations, légèrement déprimées à leur centre, rappellent assez bien un bouton de variole. Une coupe fine pratiquée dans le voisinage des parties anévrysmatiques, et examinée au microscope. montre d'un côté des éléments en voie de prolifération, et d'un autre côté ces mêmes éléments en voie de transformation graisseuse. L'aorte, dilatée dans toute son étendue, mesure 8 centimètres à son origine, 9 centimètres au niveau de la crosse; elle est semée de plaques jaunes brillantes produites par l'altération des couches les plus profondes de la tunique interne.

La rate, au moins doublée de volume, tombe en bouillie à la plus légère pression. Vers la partie moyenne on aperçoit à la surface deux foyers jaunâtres, un peu déprimés à leur centre par un tissu ferme et violacé. Ces foyers s'enfoncent dans le parenchyme splénique, en forme de coin et dans une étendue de quelques centimètres ; leur contenu, même à la partie centrale ramollie, est uniquement constitué par des éléments propres de la rate en voie de régression. L'examen microscopique ne révèle autre chose, en effet, que la présence de ces éléments plus ou moins altérés et des cristaux de matière colorante du sang ayant la forme d'aiguilles superposées ou affectant une disposition rayonnée. Dans le reste de son étendue, la rate est pigmentée ; le foie est gras, uniformément jaunâtre.

Les reins sont petits ; celui de gauche surtout est atrophié, d'un volume presque moitié moindre ; chacun d'eux a une surface inégale, semée de dépressions multiples et de petits kystes ayant leur siége dans les corpuscules de Malpighi ou les tubuli, et dont le contenu, liquide violacé ou incolore, renferme de nombreuses cellules épithéliales.

Les organes génitaux n'ont rien ; le tube digestif est intact.

Les glandes lymphatiques situées sur le trajet de l'aorte et de ses divisions sont hypertrophiées et remarquables par leur dureté générale et uniforme, par la présence à la coupe de tractus fibreux au-dessus desquels la substance parenchymateuse jaunâtre fait saillie, ce qui rappelle assez bien l'altération décrite sous le nom de cirrhose hépatique. Ce rapprochement est frappant à l'examen microscopique, où l'on voit des tractus épais de tissu conjonctif traversés de vaisseaux et circonscrivant des ilots de la substance parenchymateuse ganglionnaire. A un grossissement plus fort, les éléments de ce parenchyme sont granuleux et à l'état de régression.

Nous avons tenu à rapporter cette observation tout au long, malgré sa longueur, parce qu'elle nous paraît résumer une étude anatomo-pathologique très-complète de la question qui nous occupe. Les antécédents bien accusés du malade et la nature de toutes les lésions trouvées sur le cadavre prouvent bien l'origine et la nature paludéennes de ces lésions. L'organisme était profondément vicié par le miasme paludéen, dit Lancereaux lui-même. On remarquera surtout la nature scléreuse de toutes les lésions qui sont sous la dépendance de la malaria. L'altération des reins était notamment très-nette, et Lancereaux la compare avec beaucoup de raison à la cirrhose hépatique. Le poumon, à son tour, était atteint, et toujours de la même manière : c'était toujours une lésion scléreuse.

Cette Observation de Lancereaux nous montre donc très-nettement les lésions de la pneumonie chronique d'origine paludéenne, et elle nous montre combien ces lésions se confondent dans l'ensemble des processus scléreux qui peuvent affecter tous les organes sous l'influence du miasme tellurique.

Nous ajouterons encore quelques faits empruntés à Frerichs et à Catteloup, qui, pour être moins complets que les précédents, n'en sont pas moins intéressants.

OBSERVATION IX.

Fièvre intermittente tierce de trois mois de durée ; pneumonie chronique ; induration du poumon gauche avec quelques dilatations bronchiques; emphysème du côté droit. Mort subite dans un accès.

(LXIII° de Frerichs.)

M. Klein, serrurier, âgé de 65 ans, fut admis le 7 janvier 1855; il avait perdu connaissance. Il paraît avoir été depuis trois mois sous l'influence d'une fièvre tierce qui dans les derniers temps prit les caractères d'un typhus irrégulier et se compliqua de perte de connaissance pendant les paroxysmes.

Le 8, la connaissance est revenue. L'examen montre une augmentation modérée du volume de la rate ; au côté gauche du thorax on trouve, depuis le milieu du scapulum jusqu'à la base, de l'obscurité du son et de la respiration bronchique.

Les crachats manquent ; le malade nous répond que huit jours avant, pendant un frisson, il a éprouvé une douleur vive dans le côté gauche et rendu des crachats safranés.

Le prochain accès fébrile fut coupé avec du quinquina et du sel ammoniac.

Les phénomènes de consonnance et l'obscurité du son restèrent les mèmes : en même temps, faible expectoration d'un mucus grisâtre ; fréquence du pouls oscillant entre 80 et 90 ; appétit normal, évacuations régulières, sommeil tranquille ; pas d'albumine ni d'œdème ; anémie considérable. — Muriate de fer ammoniacal.

Le 21 au matin, le malade mange sa soupe ; on le met sur un siége pour disposer son lit ; il perd connaissance, et meurt.

Autopsie — Les membranes cérébrales contiennent peu de sang; il en est de même du cerveau, dont la consistance et la couleur n'ont rien d'anormal. On ne trouve pas de pigment dans les capillaires de la substance corticale.

Muqueuse des voies aériennes pâle. Le poumon droit est sec, emphysémateux, et contient peu de sang ; le gauche, très-intimement uni à la paroi costale, a diminué de volume ; son parenchyme est dur, non friable ; la surface de la coupe est très-peu granulée, d'un brun clair uniforme. Les bronches sont un peu dilatées ; leur membrane est rouge ; le lobe supérieur contient peu de sang.

Le cœur renferme du sang noir en caillots mous.

La muqueuse gastro-intestinale est pâle.

La rate est augmentée d'un tiers, légèrement ridée. Son parenchyme est mollasse, coriace, d'une couleur bleuâtre.

Le foie a le volume et la consistance de l'état sain ; il est d'un noir brun. La bile est jaune et trouble. La couche corticale des reins est atrophiée. Vessie et prostate normales.

OBSERVATION X.

(xiii° de Catteloup.)

Lejeune (Louis), âgé de 27 ans, soldat au 2° bataillon de zouaves, entré six fois déjà à l'hôpital pour les fièvres, se présente le 11 janvier avec une ascite énorme et une anasarque. La peau est jaunâtre et terreuse. Point de fièvre ni de diarrhée. Toux fréquente, rauque; râles bruyants dans toute la poitrine, sibilants mélangés de bulles muqueuses dans les deux tiers inférieurs des deux poumons. Dyspnée provenant en partie de l'ascite qui refoule les poumons, et en partie de la lésion locale. Respiration légèrement soufflante au niveau des omoplates; point de râle crépitant ni d'expectoration. — Tisane pectorale nitrée ; potion avec oxymel scillitique.

Le 12, râle sous-crépitant mêlé de râles sibilants et muqueux ressemblant aux râles de la bronchite capillaire. Dyspnée, toux fréquente; crachats peu copieux composés de mucosités d'un blanc jaunâtre, non visqueux, non adhérents. Submatité au niveau des omoplates, où le murmure vésiculaire est obscur et rude. Dissémination de râles crépitants à grosses bulles. Peau chaude, visage animé ; 92 pulsations ; pouls sans dureté, sans ampleur.—Six ventouses scarifiées derrière la poitrine. Looch kermétisé à 1 gram.

Le 13, râles crépitants, respiration bronchique et bronchophonie des deux côtés. La percussion donne une matité complète. Crachats spumeux, visqueux, sanguinolents, en très-petite quantité. 96 pulsations.—Même traitement, moins les ventouses.

Le 14, le râle crépitant entendu la veille semble étouffé par des râles sonores muqueux, à grosses bulles. L'expectoration ne se fait plus. Dépression des forces; dyspnée; pouls à 110 pulsations, filiforme.

Le 15, même état ; la prostration fait des progrès. Quelques crachats d'un brun safrané. — Vésicatoire.

Le 16 et le 17, agonie.

Mort le 18.

Autopsie. — Liquide citrin abondant dans l'abdomen. Foie et rate d'une couleur ardoisée à la surface. Ce dernier organe est diminué de volume et d'une ténuité remarquable.

Le tiers supérieur des deux poumons crépite, le tiers inférieur est ferme et ne crépite pas; leur surface externe est bleuâtre et parsemée de plaques brunes et violacées. Les lobes inférieurs sont lourds, durs, résistants, formés d'un tissu compact et condensé. Leur section est lisse, homogène, unie, et donne un suintement sanguinolent roussâtre peu copieux, mélangé d'un liquide sanieux et grisâtre.

L'hépatisation grise et granulée se montre dans cette masse pulmonaire sous la forme de noyaux irréguliers, environnés d'un tissu de couleur brune, imperméable à l'air et non friable. Matière crétacée dans les ganglions bronchiques.

Dans ces deux faits, que nous n'avons pas observés nous-même, bien des détails font défaut. Ainsi, l'histoire clinique est bien négligée. On ne voit pas nettement les rapports qui unissent clairement les premiers accidents paludéens et la pneumonie chronique; ces rapports sont cependant infiniment probables. De plus, la pneumonie chronique ni l'induration chronique du poumon ne sont décrites que d'une manière très-sommaire. Mais les cas de ce genre ont été si rarement notés avec soin, que nous avons dû prendre notre bien partout où nous le trouvions et comme nous le trouvions.

Nous allons terminer cette étude anatomo-pathologique en rapportant une Observation qui nous est personnelle, et qui justifiera notre interprétation des précédentes en les confirmant.

OBSERVATION XI.

Fièvre intermittente ancienne souvent récidivée. Pneumonie interstitielle chronique. Pneumonie aiguë à la fin. Mort. — Autopsie.

Rougé (Jean-Baptiste), journalier, âgé de 47 ans, né à La Serpent (Aude), entre le 26 février 1873 à l'hôpital Saint-Éloi, où il est couché au n° 20 de la salle Saint-Vincent, clinique médicale, service de M. le professeur Fuster, M. Hamelin suppléant.

Aucun antécédent héréditaire ; le père et la mère sont morts à 78 ans l'un et l'autre, et n'ont en particulier jamais toussé.

En novembre 1853, il quitte la France sans avoir eu jamais aucune maladie antérieure. Il arrive à la Guadeloupe en janvier 1854, et cinq ou six jours après son arrivée il contracte les fièvres intermittentes. Il reste deux ans dans cette colonie et y a continuellement les fièvres. Débarqué de nouveau en France au mois de juin 1855, il va passer six mois en convalescence et a encore les fièvres pendant ce temps. Jusqu'en 1859, il a de fréquentes récidives de cette maladie. Depuis 1859, il les a eues moins souvent ; cependant, sous la moindre cause occasionnelle et assez souvent, il était encore repris d'accès de fièvre. Cet état dure jusqu'à la maladie actuelle.

Il y a deux ans, après un refroidissement, dit-il, il prit un fort rhume et cracha même du sang à pleine bouche, un demi-litre environ, dit-il. Cela ne dura qu'un jour. Il paraît s'être complètement remis de cette maladie ; cependant il toussait souvent. Les renseignements sont très-peu précis à cet égard ; le malade est d'ailleurs très-difficile à interroger et répond très-mal aux questions qu'on lui adresse.

Une dizaine de jours avant l'entrée actuelle à l'hôpital, le malade a fait un premier séjour peu prolongé dans le service pour des fièvres intermittentes. Après cela, il s'est mis à tousser graduellement et de plus en plus ; ces accès de fièvre avaient duré un mois. Il tousse quelques jours sans

10

symptômes bien accusés. Vers le 23 février, il ressent un point de côté assez violent, et c'est trois jours après qu'il entre à l'hôpital.

Le jour de son entrée, 26 février l'après-midi, on ne constate dans la poitrine ni matité ni signes stéthoscopiques nets autres que des râles de bronchite, et plus tard de la respiration rude et fortement bronchique. Le lendemain à la visite, M. Dupré ne constate pas davantage. L'après-midi, à la contre-visite, on commence à constater quelques frottements pleuraux légers. Le troisième jour, 28 février, les frottements ont disparu ; il y a une forte matité : il s'est évidemment formé du liquide dans la cavité pleurale. — Vésicatoire sur le côté.

Le soir, le souffle bronchique s'est fortement accusé; on est presque au souffle tubaire sans avoir jamais constaté de râles crépitants.

Le 3 mars, jour où j'observe le malade pour la première fois, il est pâle, très-maigre, a le teint terreux, et tout l'extérieur d'un état cachectique très-avancé. La toux s'accompagne d'une expectoration épaisse et très-abondante. Les vibrations se perçoivent dans le côté droit, qui est voussé ; ce côté présente en arrière de la matité sur toute la hauteur. A la partie supérieure de ce côté, toujours en arrière, on perçoit quelques frottements pleuraux secs. Il y a du souffle et des râles sous-crépitants dans presque toute l'étendue de ce côté droit ; la respiration est légèrement soufflante entre le rachis et l'omoplate dans le tiers moyen. Le souffle s'entend plus fort dans la partie externe ; il est beaucoup plus marqué encore dans le tiers inférieur. — Pansez le vésicatoire. Potion alcoolique à 30 gram.; rhum.

Le 4 mars, le malade se sent très-fatigué; la langue est sèche. Le souffle persiste et est même plus fort à la base du côté droit, avec des frottements pleuraux et des râles sous-crépitants ; on pense que la pneumonie tend à passer à l'état chronique. — Vésicatoire au-dessous du précédent. Infusion de lierre terrestre.

Le 5 mars, l'état s'est considérablement aggravé, les phénomènes aigus ont repris le dessus et sont d'une intensité beaucoup plus grande; il y a une fièvre intense; le pouls est à 120, la température à 40°, la respiration à 48. La langue est sèche; le malade a l'air assoupi, la parole est hési-

tante. Il a une soif intense ; la respiration est haute et génée. Un peu
de subdélirium. — Potion avec 1 gram. sulfate de quinine et 4 gram.
résine de quinquina.

L'état va toujours en empirant pendant toute la journée. Le malade
succombe dans la nuit du 5 au 6 mars à 1 heure du matin.

Autopsie pratiquée à quatre heures de l'après-midi par M. Hamelin.—
Épanchement abondant de liquide séreux assez clair dans la plèvre du
côté droit. En avant, il y a des fausses membranes ; flocons albumineux
infiltrés de pus, peu consistants, jaunes verdâtres , recouvrant le lobe
inférieur, plus abondants en avant et latéralement, épais de plus d'un
demi-centim. Elles se détachent avec facilité.

Le poumon ne s'affaisse pas une fois sorti de la poitrine ; sa coloration
est rosée. A la partie supérieure, il est recouvert par une plèvre épaissie,
adhérente, qui a perdu son poli. Ce poumon est résistant à la pression, il
ne crépite pas. Il ne paraît perméable à l'air que dans une très-petite
partie de son lobe supérieur en avant. Hépatisation grise du lobe inférieur ; pas de collection purulente. A la coupe, il s'écoule un liquide
sanieux grisâtre et épais. Le tissu pulmonaire lui-même est résistant à la
partie supérieure du lobe inférieur ; l'aspect granuleux a disparu, il y a
moins d'humidité. On aperçoit disséminés un certain nombre de petits
points blancs qui sont de petits foyers de caséification. Dans tout le reste
du poumon on aperçoit des signes nets de sclérose caractérisés par un
grand nombre de traînées blanchâtres. En un grand nombre de points, le
tissu pulmonaire tout entier a l'aspect opalin et présente une résistance
toute particulière. Au milieu de ces régions blanchâtres sont des parties
d'induration ardoisée, avec des traînées de pigmentation.

Le poumon gauche est fortement congestionné ; il contient un assez
grand nombre de granulations opalines disséminées le long des vaisseaux.
Ces granulations font saillie à la coupe et sont presque transparentes pour
la plupart. Ces granulations, qui atteignent au plus la grosseur d'une tête
d'épingle, sont évidemment à la première période ; aucune n'est franchement opaque. Elles sont sur un fond congestionné, disséminées un peu
partout dans le poumon. Ce poumon présente également des points assez

étendus de pneumonie chronique et aussi des points de pneumonie fibrineuse plus récente dans la partie supérieure et antérieure du lobe inférieur gauche.

Teinte violacée des parois des bronches des deuxième et troisième ordres.

Le péricarde présente des plaques laiteuses ; en outre il est réuni au cœur par d'assez fortes adhérences, surtout dans la région de la pointe. Il y a un commencement d'hypertrophie du ventricule droit. Les parois ont une épaisseur de 0;0045 ; le tissu est un peu jaunâtre. Pas de dilatation de la cavité. Artères coronaires athéromateuses. L'orifice tricuspide présente une circonférence de 0,15, et l'orifice pulmonaire une de 0,10. Les parois du ventricule gauche présentent une épaisseur de 0,011 vers la partie moyenne ; l'orifice aortique a une circonférence de 0,085, et l'orifice mitral une de 0,12. La valvule mitrale présente un petit noyau d'épaississement ; le tissu est également décoloré. L'aorte présente quelques points d'adhérence.

Le foie est volumineux ; il présente dans son sens transversal une longueur de 0,26, dans le sens antéro-postérieur 0,18, dans le sens de l'épaisseur 0,06. Il présente des points jaunâtres ; il est un peu graisseux et un peu scléreux. La partie inférieure du lobe droit est fortement congestionnée.

La rate est ramollie ; elle mesure 0,12 en longueur, 0,06 en largeur, et 0,03 en épaisseur.

Les reins présentent une légère congestion veineuse.

Le cerveau présente des traces de congestion séreuse de la fin ; tissu un peu ramolli.

L'examen microscopique des poumons révèle avec la plus grande netteté les signes de la pneumonie interstitielle chronique ; les tractus fibreux qui séparent les alvéoles sont considérablement épaissis. En outre, sur la masse du tissu fibrillaire on voit se détacher un grand nombre de noyaux. Ces noyaux, facilement mis en lumière par le carmin, sont un peu allongés et paraissent logés dans les interstices des fibrilles. D'autres, plus rares, paraissent superposés au tissu fibrillaire lui-même, et ne se trouvent pas au même foyer. Outre ces faisceaux de tissu fibrillaire ainsi nettement séparés, on aperçoit un grand nombre de fragments de fibrilles (divisées par le rasoir). Ces fibrilles ne sont pas rectilignes, mais contournées de diverses manières sur elles-mêmes; quelques-unes portent des noyaux qui sont comme suspendus à elles. Les alvéoles elles-mêmes ont entièrement disparu sur un grand nombre de points, et sont remplacées par ce tissu fibrillaire. En d'autres points, elles sont remplies seulement par une substance finement granuleuse (exsudat) contenant un assez grand nombre de cellules embryonnaires (noyau avec granulations autour). Dans certains points de cet exsudat, on voit apparaître les fibrilles, comme si le tissu conjonctif se formait non pas seulement par prolifération de celui des cloisons, mais aussi par organisation directe et passage à l'état adulte de l'exsudat épanché dans les alvéoles. En certains points également, on aperçoit des traînées de pigmentation, traces des vaisseaux oblitérés par la néoformation conjonctive.

Ce fait me paraît des plus instructifs. Rapproché du fait de Lancereaux (Obs. viii), il me paraît mettre hors de doute, sans autre commentaire, la conclusion qui doit terminer ce paragraphe, à savoir: que le miasme paludéen est apte à développer dans le poumon des inflammations chroniques qui affectent spécialement la forme scléreuse interstitielle. Le fait me paraît incontestable.

Rapprochant toujours le résultat de nos observations des observations faites par d'autres médecins pour d'autres organes, nous répéterons que la production d'une sclérose sous l'influence du miasme paludéen n'a rien qui doive nous surprendre. L'influence maremmatique développe des scléroses de la rate, du foie, des reins et même du cerveau. Pourquoi ne développerait-elle pas des scléroses pulmonaires ?

Passons maintenant à l'étude clinique de ces pneumonies chroniques, dont nous venons d'établir la nature anatomique.

§ II.

En commençant l'histoire clinique des pneumonies chroniques palustres, nous devons rappeler, sans y insister, les principes que nous avons exposés et qui nous ont guidé dans l'étude des bronchites chroniques. Nous reconnaisssons que pour être complet nous devrions passer en revue la pathogénie, la symptomatologie, le traitement, etc.; mais tout cela nous entraînerait trop loin. Voulant surtout établir le fait de l'existence de ces lésions chroniques, nous devons seulement montrer les relations pathogéniques qui rattachent l'intoxication palustre à la pneumonie chronique ; en d'autres termes, nous devons développer seulement la genèse de ces lésions.

Or, à ce point de vue, nous devons rappeler et appliquer simplement encore les modes pathogéniques développés pour la bronchite. Comme la bronchite, la pneumonie palustre peut affecter au début la forme intermittente ; comme la bronchite, elle peut aussi affecter dès le début la forme continue. Notre division est donc toute tracée et toute naturelle.

I. L'analyse que nous avons faite de l'accès de fièvre nous l'a montré se caractérisant surtout par un mouvement de concentration portant tous les liquides de la périphérie vers le centre et entraînant ainsi des congestions internes qui, participant de la forme même de la fièvre, affectaient le type intermittent. Nous avons vu même que ces congestions s'accompagnaient d'un premier degré d'inflammation que certains auteurs ont le tort de méconnaître.

C'est ainsi que se développent les bronchites intermittentes; c'est ainsi également que se développent les pneumonies intermittentes.

Broussais avait parfaitement constaté cette pathogénie et en exprimait bien tout le mécanisme : « Pendant le frisson d'une fièvre intermittente, dit-il, un malade qui n'était pas enrhumé, et qui avait eu même déjà plusieurs accès sans l'être, le devient, tousse, sent un point de côté qui se renouvelle et augmente aux accès suivants, finit par se sentir oppressé et par avoir un épanchement dans la poitrine. Le froid des fièvres intermittentes produit donc des bronchites, des pleurites et même des pneumonies chroniques » (*Cours de path. et de thérap. générales*, tom. II, pag. 528).

Ainsi, nous comprenons très-bien que par son mouvement de concentration un accès puisse produire une congestion pulmonaire et même une véritable inflammation du parenchyme. Quand l'accès disparaît, le mouvement de concentration disparaît; la pneumonie disparaît pour reparaître à l'accès suivant, et l'on a ainsi réalisé ce que l'on appelle la pneumonie intermittente.

Ce fait, si facile à concevoir en pathologie et si aisé à constater en clinique, est loin d'avoir été toujours accepté par tout le monde. Cependant je crois qu'à l'heure qu'il est l'opinion s'est fixée d'une manière à peu près unanime pour admettre la pneumonie intermittente. On trouvera tout l'historique de cette question, la liste des Observations publiées et leur discussion, dans le *Traité de la pneumonie* de Grisolle, qui lui a consacré un chapitre spécial, et dans une Thèse soutenue l'année dernière dans notre école par M. Gilbert, médecin de la marine, sur les Pneumonies à quinquina.

Pour nous, contentons-nous de constater le fait. Quand la pneumonie paroxystique est ainsi déclarée, que devient-elle ? que peut-elle entraîner à sa suite? Ici trois hypothèses sont possibles et peuvent se réaliser.

La pneumonie réalisée pendant un accès de fièvre peut entraîner la mort, peut guérir grâce au sulfate de quinine, peut passer à l'état chronique.

Quoique ce dernier cas importe seul au but même de notre travail, nous citerons cependant des exemples des trois modes de terminaison, pour qu'on ait par nos seules Observations le tableau complet de cette affection intéressante. Des trois Observations qui suivent, une nous appartient, mais a déjà été publiée par M. Gilbert dans sa Thèse ; des deux autres, l'une est empruntée à la Clinique d'Andral, et l'autre à la Thèse de M. Gilbert.

OBSERVATION XII.

Fièvre intermittente tierce. Pneumonie avec œdème pulmonaire et épanchement pleurétique double. Mort.

(LIIIᵉ d'Andral.)

Un homme, âgé de 58 ans, fortement constitué, fut pris le 8 août 1822, à 8 heures du matin, d'un violent frisson qui au bout d'une heure fut suivi de chaleur, puis d'une sueur abondante. Le 9, apyrexie; le 10, second accès semblable au premier; le 11, apyrexie; le 12, le malade entra à la Charité. Nous le vîmes au commencement de son troisième accès : il sentait dans le tronc et dans les membres un froid glacial ; cependant la peau était brûlante, le pouls dur et très-fréquent. A 9 heures, la sensation de froid fut remplacée par une sensation de vive chaleur, et bientôt la sueur s'établit. Douze grains de sulfate de quinine furent prescrits pour le lendemain 13, à prendre en trois doses : à midi, à 4 heures et à 8 heures du soir. Dans la matinée du 14, le malade ne sentit pas de frisson, mais seulement un peu de chaleur, avec légère fréquence du pouls.

Le 15, apyrexie.

16. Jour de la fièvre, à 10 heures du matin, le malade sentit un léger frisson, puis il fut pris d'une vive douleur dans toute l'étendue de la partie droite du thorax, depuis les dernières côtes jusqu'à l'aisselle. Cette douleur, que le moindre mouvement augmentait, ne cessa qu'à 10 heures du soir. La nuit, une sueur abondante eut lieu.

Dans la matinée, forte dyspnée, parole brève, haletante ; décubitus sur le dos. La douleur de la veille n'avait pas reparu, mais le malade avait expectoré trois ou quatre crachats transparents, visqueux, d'une teinte jaune verdâtre. Un râle crépitant très-prononcé s'étendait à droite, en avant et latéralement. En arrière des deux côtés, la respiration était très-forte, assez nette, mêlée en quelques points seulement et par intervalles de râle crépitant; il en était de même à gauche en avant. Pouls fréquent et dur; peau chaude et sèche ; langue blanchâtre ; diarrhée. — Saignée de 8 onces, boissons émollientes. Le sang présenta un large caillot sans couenne.

18. Un râle crépitant très-fort s'entendait dans toutes les parties de la poitrine ; la percussion faisait entendre partout un son clair, excepté en bas des deux côtés, à partir de la sixième ou septième côte. Les caractères pneumoniques de l'expectoration persistaient. On compta 110 battements du pouls et 43 respirations en une minute ; la langue était sèche et pâle. Nouvelle saignée de 8 onces, sinapismes aux jambes. Couenne verdâtre épaisse à la surface du caillot.

19. Même état. Le soir, le malade avait encore assez de force pour se placer facilement sur son séant, mais le moindre mouvement rendait la suffocation imminente. Le lendemain à 6 heures du matin, nous le vîmes rendre le dernier soupir : il conserva jusqu'au dernier moment l'usage de ses facultés intellectuelles.

Ouverture du cadavre — En incisant le tissu des deux poumons, on vit en ruisseler de toutes parts une énorme quantité de sérosité spumeuse, incolore. Partout le parenchyme pulmonaire était d'un blanc grisâtre et parfaitement crépitant, si ce n'est près de la racine du poumon droit. Dans cette dernière partie, l'on observait par plaques isolées un tissu d'un rouge livide non crépitant, très-facilement déchirable. Ces diverses portions enflammées, réunies, auraient à peine égalé le volume d'une orange. A gauche, depuis le niveau de la septième ou huitième côte jusqu'au diaphragme, le poumon était séparé des parois thoraciques par un liquide d'un rouge foncé, dont la quantité égalait à peine un demi-litre. En haut, des fausses membranes de formation récente bornaient cet épanchement et unissaient le poumon aux côtes. A droite existait un autre épanchement semblable au précédent sous le rapport de sa circonscription et de la quantité du liquide, mais qui en différait sous le rapport des qualités de celui-ci : c'était une sérosité trouble, comme bourbeuse, au milieu de laquelle nageaient un assez grand nombre de flocons albumineux. Un sang noir, coagulé, remplissait les quatre cavités du cœur et distendait surtout l'oreillette droite.

L'estomac, resserré dans sa portion pylorique, présentait une assez vive rougeur de la muqueuse le long de la petite courbure. Blancheur de la

11

muqueuse intestinale avec injection veineuse au-dessous d'elle, jusqu'au colon descendant. A la surface interne de ce dernier , de l'os iliaque et du rectum, apparaissait une couleur noire, disposée par plaques ou par lignes sinueuses, dans l'intervalle desquelles l'intestin était pâle. Cette couleur résidait dans la muqueuse. La rate était remarquable par son volume et son extrême mollesse.

Les ventricules latéraux du cerveau étaient distendus par la sérosité limpide, en quantité assez grande pour que la paroi antérieure fût soulevée et fît sentir une fluctuation manifeste.

Il est difficile de trouver un cas où le mode pathogénique de l'affection pulmonaire soit plus clair. On voit nettement un jour d'accès, au moment du frisson, les signes d'inflammation viscérale apparaître avec intensité. Andral lui-même ne put s'empêcher de rapprocher ce fait des assertions de Broussais que nous avons rappelées en tête de ce paragraphe.

Seulement, chez ce malade d'Andral, les phénomènes prirent une telle intensité dès le premier accès, et surtout les phénomènes d'exsudation prirent tellement le dessus, que la résolution complète fut impossible dans l'apyrexie suivante. Et même. chaque accès venant ajouter un degré de plus à l'inflammation profonde, le malade ne tarda pas à succomber un jour d'accès, au moment où un nouveau frisson devait venir encore augmenter ces phénomènes de congestion et d'œdème généralisés que l'autopsie démontra si nettement.

C'est là le premier mode de terminaison de ces accidents.

Si maintenant nous supposons un degré de moins dans l'intensité des mouvements fluxionnaires, la pneumonie prendra plus nettement le type intermittent et pourra guérir sous l'influence du sulfate de quinine.

En voici un exemple.

OBSERVATION XIII.

Fièvre intermittente. Pneumonie intermittente.—Guérison par le sulfate de quinine.
(1re. de Gilbert.)

Joseph Renaud, âgé de 34 ans, journalier au port de guerre, d'une constitution faible et d'un tempérament lymphatique, est entré à l'hôpital de

Rochefort, salle 10, n° 22, service de M. le médecin-professeur Maisonneuve, le 26 juin 1869.

Cet homme travaillait à la fosse aux mâts, endroit marécageux où les fièvres intermittentes ne sont pas rares, lorsque, le soir du 21 juin, vers les 10 heures, au moment où il se couchait, il a été pris d'un frisson intense qui a duré environ trois quarts d'heure et a été suivi de chaleur et de sueur. Vers 3 heures du matin, l'accès était terminé et la journée du 22 s'était bien passée, sauf un léger embarras gastrique que le malade nous dit éprouver depuis ce jour-là.

23. Deuxième accès analogue au précédent, survenu à 8 heures du soir. Cet accès décida Renaud à prendre un billet de maladie et à acheter de la quinine pour 1 franc.

25. Nouvel accès, pendant lequel le malade a senti une douleur assez vive au-dessous du mamelon gauche, douleur qui rendait les mouvements respiratoires difficiles. Vers 2 heures du matin, la douleur avait presque complètement disparu ; mais le troisième accès avait laissé après lui de la céphalalgie et des nausées, ce qui a déterminé Renaud à entrer à l'hôpital, où je l'ai observé pour la première fois le 26 juin, à la contre-visite de 3 heures.

Examiné par moi avec soin, je le trouve dans l'état suivant :

Face pâle, amaigrie; traits allongés, respirant la fatigue ; yeux cernés; sclérotique légèrement teintée en jaune, ainsi que le sillon naso-labial; céphalalgie légère, obtuse. Langue blanche, saburrale ; quelques nausées, surtout lorsque le malade est assis sur son lit.

Le pouls est à 72. Il existe un peu de constipation ; la respiration est calme. L'examen de la poitrine ne décèle rien de caractéristique, soit à la percussion, soit à l'auscultation; à peine note-t-on un peu de rudesse de la respiration sous la région sous-claviculaire gauche.

Le thermomètre placé sous le creux de l'aisselle marque au bout de 20 minutes 37,9. — Eau de Sedlitz à 45 gram. Sulfate de quinine 1 gram.

26. Quatrième accès dans la nuit; frisson fort intense et point de côté plus douloureux que la veille ; toux légère sans signes stéthoscopiques.

— Sinapisme sur région splénique ; sulfate de quinine aussitôt l'apparition de la moiteur.

27. Crachats sanguinolents, face très-animée, langue saburrale, submatité et râles crépitants, avec bronchophonie au niveau de la base du poumon gauche. P. 94. T. 39,2. — Ipéca stibié.

L'après-midi, malade abattu par le vomitif.

28. Le vomitif a déterminé d'abondantes évacuations. Amélioration sensible ; les râles crépitants semblent avoir disparu, cependant on en saisit de temps en temps de légers et très-fins. Submatité à peine perceptible ; langue moins saburrale. P. 82. T. 37,8. — Bouillon.

Potion : Extrait de kina................... 4 gram.
Sirop d'écorces d'oranges amères .... 40 —
Vin de Malaga................ ...... 100 —

29. Beaucoup moins bien qu'hier. Il a eu un accès violent vers les 11 heures du soir; point de côté au même endroit; crachats sanguinolents; dyspnée considérable; face vultueuse; râles crépitants à la partie moyenne du côté gauche ; souffle tubaire à la partie inférieure; submatité et augmentation des vibrations thoraciques. P. 112. T. 38,5; rate normale. — Infusion pectorale chaude.

Potion : Alcool.... 20
Vin sucré...........·. 120
Quelques pastilles de kermès.

Potion : Sulfate de quinine.................... 1
Eau de Rabel................ .... Q. S.
Eau............................... 50

30. État général meilleur ; le malade demande à manger. A peine un peu de bronchophonie à la base du poumon gauche ; râles crépitants et souffle tubaire à peine perceptible ; crachats sanguinolents disparus et remplacés par expectoration gommeuse. P. 96. T. 37,6. Deux selles diarrhéiques. — Pectorale. Décoction de kina 200 gram. Potion tonique.

1er juillet. Amélioration persiste. P. 84. T. 37,8. A midi, nouvel accès de fièvre s'accompagnant, comme le précédent, de phénomènes pneumoniques très-accusés. Râles crépitants, souffle tubaire, crachats rouillés, dyspnée, point de côté. A 3 heures, léger subdélirium. T. 40,1. P. 121. R. 34. — Sulfate de quinine 1,50 de deux en deux heures, à partir de 10 heures du soir.

2. Malade très-faible ; mieux que la veille au soir. Souffle tubaire n'existe plus ; encore quelques râles crépitants et un peu de bronchophonie. P. 96. T. 38,4. R. 28.—Deux potages légers; demi-quart vin de Bordeaux. Sulfate de quinine 1 gram. en trois fois, à partir de 8 heures.

3. Un peu de surdité, malaise; a bien dormi. Toux légère avec expectoration bronchique ; un peu de diarrhée. P. 72. T. 37,6. — Deux potages, demi-quart vin, décoction de quinquina 200 gram. Potion tonique.

Depuis ce jour, l'amélioration ne s'est pas démentie, et le 7 juillet le malade sort complètement guéri de l'hôpital.

Les faits de pneumonie intermittente ne sont certes pas rares, à l'heure qu'il est, dans la science ; j'ai choisi le précédent, parce qu'il m'a paru pouvoir bien servir de type. On peut y saisir sur le fait'et y bien suivre tout le développement du processus pathogénique que nous étudions.

A ce point de vue, cette Observation mérite d'être comparée à notre Observation i, dans laquelle nous avions noté les phénomènes de bronchite suivre exactement la même marche que les phénomènes de pneumonie dans notre Observation xiii. Nous devons en conclure, de par les faits euxmêmes, que le mode pathogénique est le même, et que par suite il serait superflu de répéter ici ce que nous avons dit à propos de la bronchite.

De plus, de même que nous avons vu nos bronchites paroxystiques répétées entraîner de la bronchite chronique, de même nous pouvons voir la pneumonie intermittente aboutir à la pneumonie chronique. En d'autres termes, après avoir trouvé dans l'Observation xiii un fait parallèle à l'Observation i, il nous faut maintenant trouver un fait parallèle à l'Observation iii. C'est ce que réalise, ce me semble, l'observation suivante, recueillie par moi, mais déjà publiée par M. Gilbert.

OBSERVATION XIV.

Fièvre intermittente ancienne. Pneumonie intermittente aboutissant à une pneumonie
chronique limitée.

Clément R..., âgé de 40 ans, entre à l'hôpital Saint-Éloi le 17 juin
1872. Il est couché dans la salle Saint-Vincent, 15, clinique médicale, service de M. le professeur Dupré. Son enfance ne présente rien de spécial à
signaler. Il a été mineur depuis l'âge de 13 ans. A 20 ans, il est entré au
service militaire, où il est resté jusqu'à 34 ans; il a fait les campagnes de
Crimée et de Cochinchine. Il avait repris sa profession de mineur, lorsqu'en
1870 il a été rappelé sous les drapeaux et a fait la campagne de Dijon.
Libéré à la fin de la guerre, il n'a pu reprendre son ancien métier, et dès
ce moment il a été obligé de vivre misérablement. Il était à Castries, près
Montpellier, où il vivait en grande partie d'aumônes, lorsque les premiers
symptômes de la maladie actuelle se sont manifestés. Comme antécédents
physiologiques, j'ai à signaler des habitudes alcooliques très-prononcées.

Je noterai, comme antécédents pathologiques, des fièvres intermittentes
qu'il a eues en 1868. Elles ont d'abord affecté le type quotidien et ensuite
le type tierce; elles ont disparu au bout d'un mois. Depuis ce moment, il
dit avoir de temps en temps de petits accès d'une demi-heure environ; le
frisson manque souvent. L'accès se caractérise par une céphalalgie violente
et une sensation de chaleur pénible.

En 1868, tout son corps s'est enflé sans qu'il sache à quoi attribuer cette
maladie. L'enflure avait débuté par les pieds; elle a nécessité un séjour de
quatre mois à l'hôpital. Depuis plusieurs mois, les petits accès de fièvre
sont devenus un peu plus fréquents; le dernier remonte à quinze jours.
En même temps, la vue s'est graduellement affaiblie des deux côtés, ainsi
que l'ouïe du côté gauche.

Le dimanche, 16 juin, il s'est senti à son réveil plus faible que d'habitude, et vers 8 heures du matin il a été pris d'un fort tremblement qui
a duré une demi-heure et qui a été suivi de chaleur et de sueur. A 10
heures, l'accès était terminé, et dans la nuit de dimanche Clément R....

a couché dehors, ce qui lui arrivait souvent. Vers 2 heures du matin, il a subitement ressenti des douleurs très-vives dans la poitrine et a été pris d'une toux assez intense. Une diarrhée abondante s'est déclarée ; l'appétit a disparu et la respiration est devenue de plus en plus difficile. Dans la nuit du 18 juin, il a eu à plusieurs reprises des vomissements, et dans la matinée du 19 le malade s'est aperçu lui-même que ses crachats étaient sanglants.

19 juin. Voici maintenant ce qui a été constaté lors de son entrée à l'hôpital Saint-Éloi.

La dyspnée est assez marquée ; on compte 64 respirations par minute. La toux est très-fatigante et amène des crachats visqueux et jaunâtres. Le malade accuse des douleurs dans toute l'étendue de la poitrine ; les douleurs sont exaspérées surtout par les efforts de toux ; la pression les exaspère plus particulièrement à la base du côté gauche. La percussion indique une légère submatité au niveau de l'angle de l'omoplate du côté droit. A l'auscultation, on entend dans toute la poitrine de gros râles humides bronchiques.

En arrière, au niveau de la submatité, les râles sous-crépitants sont plus fins et plus accusés dans l'inspiration.

La langue est rouge sur la pointe et sur les bords; elle semble être disposée à la sécheresse. La bouche est amère ; il y a de la diarrhée. La tête est lourde, et quand on fait asseoir le malade sur son lit il éprouve des vertiges. Rêvasseries fréquentes depuis 1855; tremblement alcoolique très-accusé des extrémités supérieures. T. 39,5. P. 132. R. 50. —Ipéca stibié.

20 matin. Il y a une amélioration considérable. La nuit bonne, sommeil tranquille ; sueurs abondantes dans la nuit ; la bouche est moins amère. Les douleurs de la poitrine et la toux sont bien moindres.

Plus de crachats sanguinolents. Les râles bronchiques ont complètement disparu. T. 38. P. 92. R. 44.

Soir. Vers 2 heures et demie du soir, le malade a été pris d'un léger frisson et a senti son état rapidement s'aggraver. On le trouve en effet, au moment de la contre-visite, la face animée, les pommettes rouges, la respiration anxieuse et la peau d'une chaleur âcre au toucher.

L'exploration de la poitrine révèle au-dessous de la clavicule gauche et en un point limité, de la submatité, avec un bruit de souffle et du retentissement de la voix, quelques frottements pleuraux à la base du même côté. T. 39,4. P. 120. R. 40.

21 matin. La nuit a été un peu agitée. Le malade n'a pas conservé un souvenir précis de ce qui s'est passé ; mais les voisins du lit assurent qu'il a été dans le délire une partie de la nuit.

Il demande à manger, et on lui donne le demi-quart d'aliments.

L'examen de la poitrine ne révèle rien de caractéristique. T. 39. P. 88. R. 40.

Soir. Exacerbation sensible, submatité, souffle et retentissement vocal; râles crépitants au-dessous de la clavicule gauche. En arrière, au niveau de la partie supérieure, on constate de la submatité et des retentissements de la voix. A la base du même côté, il y a aussi de la matité et de l'obscurité du murmure vésiculaire. T. 40, 1. P. 124. R. 48.

22 matin. Le malade a déliré toute la nuit; il se croyait poursuivi. Le matin, il est assez calme; à peine reste-t-il un peu de subdélirium ; il y a une transpiration très-abondante.

La langue est rouge; il n'y a pas eu de selles depuis trois jours.

Dans la poitrine, râles crépitants et souffle tubaire en arrière et à droite vers la partie supérieure; râles crépitants, bronchophonie et submatité sous la clavicule gauche. T. 39,2. P. 112. R. 50.

Potion : Sulfate de quinine..... 1 gram.
Résine de quinquina.... 4 —
Eau................ 90 —
en trois fois.

Soir. Le subdélirium persiste, ainsi que les signes stéthoscopiques. T. 38,2. P. 104. R. 44.

23. La nuit a été tranquille. L'état général est bien meilleur et les lésions locales ont aussi sensiblement diminué. On n'entend en avant et à gauche que quelques râles sous-crépitants fins; en arrière et à droite, le souffle et la matité persistent avec un retentissement de la voix égophonique. T. 39,5. P. 96. R. 48.

Soir. L'amélioration se maintient; le malade a pris une seconde potion au sulfate de quinine. T. 38,8. P. 96. R. 46.

24. L'état général est bon , les lésions locales sont les mêmes. T. 37,6. P. 84. R. 32.

A partir de ce jour-là, les lésions du côté droit diminuent graduellement, et le 29 juin il ne reste presque plus rien. Mais au sommet du poumon gauche il reste de la submatité, du retentissement de la voix, avec du souffle et quelquefois des sous crépitations. On diagnostique une pneumonie chronique du poumon gauche.

Le 4 juillet, la fièvre s'allume et le sommet gauche paraît être le siège d'une dégénérescence graisseuse rapide. Cependant tout se calme rapidement, et la maladie revêt une forme franchement chronique. Les choses en étaient là quand nous avons perdu le malade de vue.

Des faits de ce genre me paraissent pouvoir se passer de commentaires; ils doivent nous permettre, sans autre développement, d'établir pour les pneumonies chroniques d'origine paludéenne une première catégorie tout à fait semblable à celle que nous avions établie pour les bronchites de même nature : les pneumonies chroniques d'origine paludéenne affectant une marche paroxystique au début et devenant ensuite à la fois continues et chroniques.

II. Nous avons établi pour les bronchites palustres une deuxième catégorie des bronchites chroniques d'origine paludéenne à marche continue dès le début; nous devons la retrouver pour les pneumonies chroniques. Il existe en effet des pneumonies d'origine paludéenne qui n'ont jamais été intermittentes et qui ont d'emblée affecté le type continu.

De plus, si le parallélisme que nous cherchons à établir entre les bronchites et les pneumonies palustres est vrai dans son ensemble, nous devons le retrouver même dans les subdivisions.

Or nous avons vu que les bronchites chroniques palustres à type continu ne se présentent pas toutes de la même manière : les unes sont aiguës au début et ne deviennent chroniques qu'au bout d'un certain temps ; les autres sont chroniques d'emblée.

12

De même, parmi les pneumonies chroniques d'origine paludéenne à type continu, nous distinguerons également celles qui sont aiguës au début et ne deviennent chroniques que plus tard, et celles qui sont chroniques d'emblée.

Occupons-nous d'abord des premières.

Il n'est pas rare de voir dans le cours d'une fièvre intermittente un malade, qui ne s'est cependant exposé à aucune cause particulière de refroidissement, pris tout d'un coup de tous les symptômes d'une pneumonie aiguë. Catteloup en cite des exemples qu'il est inutile de rapporter, dans son Mémoire sur les Pneumonies d'Afrique. Ce médecin militaire étudie dans un premier groupe les pneumonies franches qui ne sont pas influencées par le climat, dans un deuxième groupe les pneumonies inflammatoires modifiées par le climat et la maladie dominante du pays; et c'est dans le troisième groupe qu'il décrit les pneumonies dont nous nous occupons ici, celles qui se produisent dans le cours de fièvre intermittente. Elles peuvent affecter elles aussi le type intermittent, et alors elles rentrent dans notre première classe; mais elles peuvent aussi affecter le type continu, et constituer alors notre subdivision actuelle.

La terminaison de ces pneumonies est variable : elles peuvent se terminer par la mort, elles peuvent passer immédiatement à l'état chronique, elles peuvent guérir. Dans ce dernier cas, il n'est pas rare de voir un peu plus tard le malade présenter de nouveau des phénomènes de pneumonie aiguë lors d'une prochaine récidive de fièvre intermittente. Il se passe alors ce que nous avons décrit pour les bronchites, et ce dont l'Obs. iv nous a fourni un type complet : le malade présente une série de pneumonies aiguës qui ne se produisent d'abord que lors des récidives de fièvre intermittente. Mais la répétition même de ces accidents aigus entraîne bientôt un état permanent qui empiète à son tour sur les intervalles de fièvre, et la pneumonie chronique est constituée.

On voit donc bien comment la pneumonie chronique prend naissance dans ces conditions, soit à la suite d'une seule pneumonie aiguë, soit à la suite d'une série de pneumonies aiguës coïncidant chaque fois avec des périodes d'accès de fièvre.

Ce mode pathogénique me paraît très-clair et pourrait se passer d'autres développements, puisqu'il est déduit intégralement de l'observation même des faits. Mais il faut encore insister sur un point : c'est sur l'aspect spécial que présentent ces pneumonies aiguës, prélude de la pneumonie chronique.

Très-souvent, le plus souvent même, elles ont une allure spéciale qui les distingue entièrement de la pneumonie ordinaire et en fait presque une classe à part : je veux parler de la latence que ces pneumonies présentent si souvent.

Cette question de la latence me paraît assez importante, assez controversée et assez directement liée à mon sujet, pour que j'y insiste un peu en passant. Il faut au moins s'entendre sur le sens du mot, que tout le monde est loin de comprendre de la même manière.

Le fait de la latence ne se rencontre pas seulement dans la pathologie ; ce n'est pas un principe isolé qui témoigne du retard des sciences médicales. La latence se retrouve partout, dans le monde physique comme dans le monde moral; elle est admise par le naturaliste comme par le physiologiste.

Dans le monde physique, nous voyons tous les jours le mouvement vibratoire, qui se manifestait par de la chaleur ou de la lumière, disparaître tout d'un coup dans un corps qui change d'état : ce mouvement n'a pas disparu, il ne s'est pas anéanti ; il est simplement passé à l'état latent. Changez les circonstances, et cette chaleur latente réapparaîtra avec ses caractères habituels.

« Je puis aussi invoquer les analogies tirées du monde moral, dit Jaumes. Certains individus ont assez d'énergie pour dissimuler complètement une passion violente ; il en est même qui ne dissimulent pas, ignorant eux-mêmes, autant que les gens qui les environnent, la passion dont ils sont atteints. »

Le naturaliste sait combien la vie peut rester latente dans une semence, dans une graine ; on prétend avoir vu germer des grains de blé trouvés dans les momies d'Égypte, et des graines de fraise trouvées dans l'intestin d'un oiseau retiré des ruines de Pompéi (Soucaze).

Le physiologiste enfin est obligé de reconnaître pour les forces humaines la grande division d'Aristote, que Barthez a introduite dans la physiologie, des forces en acte et des forces en puissance. La force en puissance n'est-elle pas de la vie à l'état latent? Si la vie normale peut être à l'état latent, la vie pathologique doit pouvoir se présenter de la même manière; et de fait la période d'incubation des fièvres éruptives, la période de silence des grandes diathèses, mettent hors de doute le fait de la latence en pathologie.

Nous comprenons donc parfaitement qu'il existe des pneumonies latentes. Le fait n'est pas douteux ; mais il nous faut encore préciser plus rigoureusement, et spécifier ce qu'on entend par pneumonie latente.

Pour Grisolle, qui représente bien en ce point toute l'École organicienne, « Pour qu'une pneumonie soit véritablement latente, il faut non-seulement que la douleur et les caractères de l'expectoration manquent, mais il doit y avoir encore absence complète de tous les symptômes fournis par l'auscultation et la percussion..... A part quelques rares exceptions, on peut établir qu'une pneumonie n'est latente que parce que le malade n'a pas été suffisamment exploré ou qu'il l'a été par un médecin peu attentif ou peu versé dans les recherches cliniques ».

C'est là une interprétation du mot latence que l'on ne saurait accepter; c'est méconnaître le vrai sens du mot, car c'est l'appliquer à tous les cas où le diagnostic est difficile à poser.

Il faut que la latence dans une maladie soit indépendante de l'habileté du médecin explorateur; la latence est un caractère appartenant à la maladie elle-même, quel que soit le médecin traitant. On n'a jamais dit que telle pneumonie était latente pour l'un et apparente pour l'autre: il y a des pneumonies latentes en elles-mêmes, et des pneumonies apparentes par elles-mêmes.

Le vrai sens à attacher au mot latence est bien mieux défini par M. Girbal dans sa Thèse d'agrégation en 1854 : «La latence des maladies, dit-il, n'est pas rigoureusement corrélative à l'impossibilité du diagnostic; elle implique principalement un mode morbide particulier, tenant surtout au double fait de la latence vitale et de la contingence des phénomènes pathologiques ».

Dès-lors, appliquant ces données à la pneumonie : « Alors même. dit-il, que l'on constate le râle crépitant et le souffle tubaire, la pneumonie doit être réputée telle, si elle existe concurremment avec l'état imparfait, tronqué, à peine ébauché des principaux phénomènes qui l'expriment habituellement, quand elle est franche et complète ».

Ainsi comprise, la latence est un caractère important des maladies qui leur appartient en propre et qui peut même servir à les spécifier dans certaines circonstances. Il faut en effet s'attacher à deviner les circonstances dans lesquelles cette latence se produit.

« La latence se rapporte surtout, dit encore Girbal, à cette aptitude du système vivant désignée sous les noms de tolérance et de résistance vitales, qui fait qu'un germe morbide et une maladie peuvent se développer clandestinement ou bien en l'absence de leurs principaux phénomènes indicateurs. » On comprend dès-lors que cette latence se produise quand l'organisme est trop faible pour réagir suivant son habitude, ou bien quand il est dépourvu des puissances synergiques nécessaires pour l'expression habituelle d'un état morbide donné. Ce sont là les conditions qui déterminent la latence, tirées de l'individu.

En dehors de ces conditions individuelles, il y en a d'extérieures, sur lesquelles on n'a peut-être pas assez insisté et qui déterminent la latence, tout en étant tirées de l'état morbide lui-même. Il y a des états morbides qui déterminent particuliérement cette latence dans les diverses maladies ou actes morbides par lesquels ils s'expriment. Et dans ce cas la latence des manifestations est un caractère même de leur nature.

Il est donc très-important de déterminer ces états morbides. Dans tous les cas de latence, « le diagnostic n'est complet que lorsqu'il a pénétré les véritables causes de ce silence, et comme le génie propre de cette forme morbide » (Dupré ; *Obs. clin. sur les fluxions de poitr. de nat. catarrh.*, pag. 82).

En tête de ces états morbides pouvant déterminer et déterminant souvent la latence dans la pneumonie en particulier, il faut placer l'affection palustre.

C'est Baglivi qui a le premier étudié les pneumonies latentes ; et Baglivi observait à Rome, comme il le dit lui-même, dans un pays marécageux, où la maladie est endémique. Beaucoup plus tard, Fleury a noté presque une épidémie de pneumonies latentes , et c'était à Rochefort, où les fièvres intermittentes sont également loin d'être rares. Soucaze note également dans sa Thèse sur les Pneumonies latentes (Montpellier, 1864, n° 45), le génie intermittent au nombre des causes principales qui impriment ce caractère et cette nature aux pneumonies.

Catteloup, dont nous avons eu l'occasion de citer déjà le travail sur les Pneumonies d'Afrique, a également très-bien constaté la latence dans ces affections. Il y insiste aussi fortement dans son Mémoire sur la Cachexie paludéenne en Algérie. « Le malade a très-rarement de la fièvre, et il ne ressent aucune douleur dans la poitrine.... N'attendez pas pour porter un diagnostic que l'expectoration devienne sanguinolente, car très-souvent les crachats manquent, et lorsqu'ils se montrent ils ne sont presque jamais rouillés... Cette pneumonie est tout à fait distincte de la pneumonie franche... Ici la plupart des symptômes sont nuls ou marqués. La douleur de côté n'existe pas, et les malades, quand on les interroge, ne se plaignent que d'un simple sentiment de gêne.... Cette phénoménalité particulière est due à la modification apportée dans l'économie par la cachexie paludéenne.

«Cette modification de l'économie qui rend les inflammations moins franches ne s'observe pas seulement en Afrique. M. Nepple l'a signalée dans la Bresse, M. Brœck en a fait mention dans son Rapport sur les marais et polders de la Belgique. Elle a été observée aux Antilles, à la Martinique, à la Guadeloupe, partout enfin où l'existence des miasmes est assez puissante pour produire l'impaludation.»

Ainsi, le fait est général: les pneumonies développées sous l'influence du miasme paludéen sont très-souvent latentes; et dans ces cas-là, dit Catteloup, « sans le secours de l'auscultation on s'exposerait très-souvent à méconnaître cette inflammation pulmonaire ». Ce qui montre bien que ces auteurs ne prennent pas latence au sens de Grisolle et n'en font pas un synonyme de diagnostic difficile, mais l'appliquent aux maladies qui ne se traduisent pas par leurs symptômes habituels, que l'on peut cependant pénétrer par une exploration approfondie.

Nous allons voir maintenant que ce qui est vrai dans tous les pays marécageux que nous venons de citer s'applique à notre région. Le fait suivant en fait foi.

OBSERVATION XV.

Fièvre intermittente ancienne ; pneumonie latente ; passage à l'état chronique.

Thouvin, soldat au 122ᵉ de ligne, entre le 28 décembre 1872 à l'hôpital Saint-Éloi, où il est couché au n° 5 de la salle Saint-Lazare, clinique médicale, service de M. le professeur Dupré.

Depuis un séjour prolongé fait en Afrique, il a eu à plusieurs reprises des fièvres intermittentes; depuis lors il toussait un peu. Quelques jours avant son entrée à l'hôpital, il est pris de nouveau d'accès de fièvre à type tierce d'abord, irréguliers ensuite. Il prend au quartier une prise de sulfate de quinine et entre à l'hôpital pour les accès.

A son entrée, il présente une fièvre assez intense, à peu près continue: 39°,9 le matin, 40°,8 le soir. Seulement, dans l'après-midi il y a des sueurs très-abondantes qui semblent indiquer la nature intermittente de la fièvre. Il y a un engorgement splénique considérable; quelques épistaxis se produisent dans la nuit du 30 au 31. Le malade accuse également des frissons qui ont été surtout intenses dans la matinée du 28. La céphalalgie, qui a été le premier phénomène marqué par le malade, persiste encore aujourd'hui avec assez d'intensité; un peu de diarrhée.— Éméto-cathartique le 29, renouvelé le 31 et dans la soirée du même jour. Potion de sulfate de quinine 1 gram. et résine de quinquina 4 gram.

Le 1ᵉʳ janvier, l'état est à peu près le même ; la fièvre n'a pas cédé ; le thermomètre s'élève encore à 40°. Le malade tousse un peu depuis le début de sa maladie : l'examen de la poitrine, déjà pratiqué le jour de son entrée renouvelé aujourd'hui, n'amène aucun résultat, ou du moins on ne constate que quelques râles sibilants épars. Pas d'appétit ; mal de tête ; pas de vertiges ni de bourdonnements d'oreille. — Sulfate de quinine 1 gram. en inject. hypodermique.

Le 2 janvier, l'état se maintient à peu près le même ; la fièvre persiste : 39°,7—40°,1, sans qu'aucune lésion organique nette ne vienne expliquer l'élévation constante de cette température.

Le 3 janvier, quelques signes objectifs de dyspnée qui avaient déjà attiré l'attention la fixent plus fortement encore aujourd'hui. Les narines se dilatent fortement à chaque mouvement respiratoire, et la poitrine se soulève assez fréquemment en masse ; le malade ne se doute nullement d'une gêne dans la respiration. L'auscultation pratiquée de nouveau ce matin démasque subitement des lésions étendues du côté gauche. Il y a des râles sous-crépitants dans toute la partie supérieure de ce côté, un souffle dans la fosse sus-épineuse du même côté et des frottements pleuraux assez abondants sous l'aisselle du même côté. Signes évidents de pleuro-pneumonie ayant envahi sourdement tout le côté gauche, et maintenant encore aujourd'hui la température à 39,6 le matin et 40,2 le soir. Le ventre est un peu ballonné; les épistaxis se sont renouvelées dans la nuit. — Large vésicatoire sur le côté gauche. Tisane pectorale chaude et sucrée.

Le 4 janvier, les phénomènes stéthoscopiques se maintiennent en s'accentuant ; les râles sous-crépitants se sont étendus à toute la hauteur du côté gauche. Submatité au même sommet; les vibrations sont conservées; quelques crachats rouillés. — Infusion d'ipéca à 1,50 avec sirop d'écorce d'oranges amères. Potion alcoolique à 25 gram. de rhum.

Le 5 janvier, le poumon gauche est entièrement atteint sur toute la hauteur ; le souffle s'est étendu et a tous les caractères du souffle tubaire. Les râles sous-crépitants sont plus gros et plus humides. La langue est noirâtre, la fièvre toujours intense. 39,6. — 39,9.

Le 6 janvier, l'hépatisation du poumon gauche ne fait pas de doute. En même temps persistent et s'accentuent les phénomènes d'épanchement pleurétique du même côté. 38,8. — 39,2.

Le 7 janvier, la fièvre est brusquement tombée à 37,3 le matin et 37 l'après-midi. En même temps, quelques signes de résolution apparaissent; les râles sont plus humides ; le souffle tubaire persiste encore. L'état général est singulièrement amélioré.

Le 8 janvier, l'amélioration continue ; râles à grosses bulles. — Potion alcoolique atténuée avec infusion d'ipéca.

Le 10 janvier, les râles ont à peu près complètement disparu , le souffle seul persiste. Hier la température s'est brusquement élevée à 39,4, mais ce n'a été qu'un petit accident disparu aujourd'hui.

Huile de ricin.	15 gram.
Huile d'amandes douces. . .	25 —
Sirop de limon	20 —

Le 11 janvier, la toux est peu fréquente, l'expectoration nulle ; il n'y a plus de râles en avant, il n'y a que de la rudesse dans le murmure vésiculaire. En arrière, le souffle persiste.

Le 13 janvier, le souffle persiste avec de la matité en ce point et un peu d'égophonie. Apyrexie complète.

Le 14 janvier, l'appétit se prononce. On commence à alimenter légèrement.

Le 16 janvier, en avant, submatité assez forte du côté gauche ; pas de bruits anormaux. En arrière, à gauche également, matité décroissante de haut en bas ; obscurité du murmure vésiculaire dans la fosse sus-épineuse; souffle bronchique jusqu'à la pointe de l'omoplate. La respiration s'entend nette en bas. Les bruits du cœur sont transmis très-facilement et avec beaucoup d'intensité jusque sous la clavicule gauche; l'engorgement splénique persiste.

Le 18 et le 20 janvier, il éprouve deux accès de fièvre.

Le 21, toujours matité considérable avec souffle.

Le 25, submatité forte sous la clavicule gauche, avec expiration rude et prolongée. En arrière, respiration soufflante très-prononcée dans la gouttière vertébrale à gauche, avec fort retentissement vocal ; induration pulmonaire évidente, plus forte en arrière, mais déjà nette en avant.

Le 28, le souffle de la partie supérieure du poumon gauche persiste, mais paraît avoir diminué. Il y a toujours de la matité au sommet. En avant, sous la clavicule gauche, le souffle est plus marqué en dehors. Submatité dans toute la région sous-claviculaire ; voix un peu enrouée.

Le 29, le souffle semble se limiter dans la fosse sus-épineuse. Quelques crépitations irrégulières dans les fortes inspirations; la submatité s'étend dans les fosses sus et sous-épineuses et dans la gouttière vertébrale.

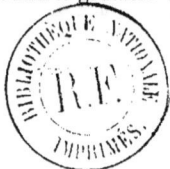

13

Ces signes de pneumonie chronique se confirment, restent stationnaires et persistent au même degré à peu près, quand le malade part pour aller en convalescence, vers le 17 février 1873.

Ce cas a paru tellement remarquable et on peut dire typique à tous ceux qui l'ont observé, qu'il a servi de sujet à des leçons cliniques faites successivement sur la latence dans les pneumonies par M. le professeur Dupré et par M. Batlle, suppléant.

Je ne reviendrai pas sur cette latence, qui ressort nettement du fait lui-même et des explications que nous avons données, de cette latence qui fait que les maladies mordent sans aboyer, comme disait Tissot pour la malignité.

J'attirerai seulement l'attention sur ces pneumonies latentes considérées comme début de pneumonies chroniques.

Rien n'est plus propre à marquer le début d'une affection chronique qu'une affection aiguë latente, car le seul fait de la latence frappe presque de chronicité la maladie aiguë qu'elle accompagne.

Car ce qui distingue la maladie aiguë de la maladie chronique, ce n'est certes pas la durée de la maladie; c'est là une circonstance en quelque sorte secondaire et tout à fait accessoire. Ce qui différencie ces deux ordres de maladies, c'est l'intensité, la vivacité, l'acuité des manifestations.

Or les conditions qui déterminent la latence ont précisément pour effet de diminuer l'intensité des symptômes, de les supprimer même en totalité ou en partie, et par conséquent de rendre la maladie aiguë presque entièrement semblable à une maladie chronique .

On comprend donc très-bien ce mode pathogénique de notre sous-classe des pneumonies chroniques d'origine paludéenne affectant le type continu dès l'origine et débutant par des accidents aigus.

Passons maintenant à la deuxième sous-classe, celle des pneumonies chroniques d'origine paludéenne affectant le type continu dès l'origine, et étant chroniques d'emblée et pendant toute leur évolution.

Nous serons bref sur ce point.

Pour établir la réalité de cette espèce de pneumonie chronique paludéenne, il est inutile de rapporter des faits nouveaux ; nous n'avons qu'à rappeler celles des Observations déjà mentionnées qui rentrent dans cette catégorie d'affections.

Dans notre Observation IV, nous avons vu un homme atteint de bronchite chronique d'origine paludéenne chez lequel des accidents non douteux de pneumonie chronique se sont développés à la suite de ceux de la bronchite. Cette pneumonie est démontrée par le crachement de sang survenu en janvier 1872 à Avignon, et surtout par les signes stéthoscopiques constatés pendant son séjour à l'hôpital ; notons en tête de tout la matité : jamais la bronchite seule n'entraîne ce phénomène. Ainsi, c'est bien là un exemple de pneumonie chronique d'origine paludéenne s'étant développée graduellement en affectant le type continu dès le début et chronique d'emblée ; car nulle part dans son histoire nous ne trouvons les signes d'une pneumonie aiguë.

Les Observations VII, VIII, IX et X, empruntées à Lancereaux, Frerichs et Catteloup, peuvent encore, malgré l'insuffisance de l'histoire clinique, être classées dans la catégorie de faits dont nous nous occupons.

Enfin, notre Observation XI en est encore un véritable type. La pneumonie chronique n'est pas douteuse, puisqu'elle a été constatée par l'autopsie même, et cependant elle s'était développée d'une manière insidieuse; le malade ne s'en doutait pas, et le médecin très-peu. C'est que dès le début cette pneumonie avait affecté la forme chronique, et par conséquent ne s'était jamais révélée par ce cortége spécial de symptômes qui caractérisent ordinairement la pneumonie.

Nous rapporterons un peu plus loin quelques cas qui peuvent aussi rentrer dans cette classe de faits.

Ainsi, la chose ne me paraît pas douteuse : il y a toute une catégorie de pneumonies chroniques d'origine paludéenne qui non-seulement affectent le type continu dès le début, mais encore sont chroniques d'emblée.

J'ajouterai même que c'est là la catégorie la plus nombreuse et la plus importante de faits. Cela se comprend aisément ; car nous avons vu que, même dans les débuts aigus, l'affection palustre imprimait un cachet spécial de latence qui les rapprochait des débuts chroniques proprement dits.

On comprend donc qu'avec un degré de plus la lésion pulmonaire d'origine paludéenne soit véritablement chronique d'emblée.

Sans insister davantage sur ce sujet, je ferai remarquer qu'en général les pneumonies chroniques d'emblée succèdent à des bronchites de même nature et également chroniques. C'est un fait qui ressort de toutes nos Observations et qui a été d'ailleurs très-souvent noté, et en particulier par les médecins militaires en Afrique et à Rome.

III. Je me résume :

L'intoxication paludéenne peut produire des pneumonies chroniques au même titre qu'elle produit des bronchites chroniques.

Au point de vue anatomo-pathologique, ces pneumonies doivent être rangées dans la catégorie des pneumonies interstitielles ou scléroses pulmonaires (Obs. vii, viii, ix, x et xi).

Au point de vue clinique, ces pneumonies peuvent, comme les bronchites, être divisées en plusieurs catégories suivant leur type et leur évolution :

A. Elles peuvent affecter le type intermittent : pneumonie intermittente (Obs. xii et xiii). Elles deviennent alors chroniques, par la répétition même des accès (Obs. xiv).

B. Elles peuvent affecter dès le début le type continu ; mais dans ce cas-là :

a. Elles peuvent débuter par des accidents aigus et ne devenir chroniques qu'ensuite ; dans ces cas-là, la pneumonie aiguë du début est très-souvent latente (Obs. xv).

b. Elles peuvent être chroniques d'emblée et évoluer sans intermission (Obs. iv, vii, viii, ix, x et xi).

CHAPITRE IV.

**De quelques autres lésions chroniques des voies respiratoires
d'origine paludéenne.**

Emphysème pulmonaire et Dilatations bronchiques. — Gangrène pulmonaire. — Tubercules
et Phthisie pulmonaire.

———

§ I.

EMPHYSÈME PULMONAIRE ET DILATATIONS BRONCHIQUES.

Fidèle au plan que nous nous sommes tracé et que nous avons toujours
suivi jusqu'ici, nous allons d'abord établir par les faits cliniques l'existence
de l'emphysème pulmonaire et des dilatations bronchiques d'origine paludéenne. Nous exposerons ensuite rapidement le mode pathogénique de ces
altérations.

Le fait de ces lésions a déjà été très-nettement noté dans un grand
nombre des Observations que nous avons rapportées.

Ainsi, l'emphysème pulmonaire existait chez les malades de notre Observation ii, de l'Observation iii, de l'Observation iv, de l'Observation vi, de
l'Observation ix. Ainsi, sans parler des Observations que nous relaterons
plus loin, voilà déjà cinq cas où les signes de l'emphysème pulmonaire
ont été notés avec une assez grande précision pour qu'on ne puisse
mettre en doute ni son existence ni son origine.

Pour ce qui est des dilatations bronchiques, elles me paraissent exister
assez nettement chez le malade de notre Observation iii; je n'en veux pour
preuve que la présence de ces foyers disséminés de râles sous-crépitants
assez gros et humides qui paraissaient correspondre à autant de dilatations bronchiques. La dilatation bronchique a été directement constatée
par Lancereaux dans l'Observation viii suivie de nécropsie, et par Frerichs

dans l'Observation ix. Nous avons également trouvé un certain nombre de bronches dilatées en cylindre dans l'autopsie de notre Observation xi.

Nous citerons enfin un dernier cas qui achèvera la démonstration clinique que nous poursuivons.

OBSERVATION XVI.

Fièvre intermittente plusieurs fois récidivée; dilatation bronchique et induration du sommet du poumon droit.

(xcive de Frerichs. Extraits.)

Charlotte Pest, femme d'un paveur, âgée de 59 ans, entra le 23 juin, et mourut le 19 septembre 1854.

Cette malade, avec les apparences d'une bonne nutrition et d'un thorax bien conformé, tousse depuis des années ; elle n'a jamais craché de sang, elle est seulement devenue par degrés un peu oppressée. Il y a huit ans, elle eut la fièvre intermittente à plusieurs reprises...

Le côté gauche du thorax se dilate mieux que le côté droit ; celui-ci donne en haut un son tympanique avec une respiration amphorique ; à gauche et à la partie inférieure du côté droit, respiration vésiculaire forte.

Pendant tout le cours de la maladie, les phénomènes d'auscultation fournis par le poumon droit restèrent absolument les mêmes ; la toux était peu intense, l'expectoration mucoso-purulente.

La malade succomba le 19 septembre aux progrès d'un cancer du foie.

Autopsie le 20 septembre. — Muqueuse de la trachée et des bronches fortement injectée.

Deux livres de sérosité claire dans la plèvre gauche; poumons emphysémateux en haut, contenant peu de sang, comprimés en bas. A droite, adhérences solides à la partie supérieure. Le lobe supérieur contient à sa partie antérieure une cavité qui logerait un œuf de poule, et dont les parois sont parcourues par des trabécules. Le parenchyme avoisinant est, dans la plus grande partie du pourtour de l'excavation, dur, privé d'air, d'un gris noirâtre, sans tubercules ; il contient plusieurs dilatations bronchiques avec une injection intense. Le lobe inférieur présente de l'emphysème et de l'œdème en arrière.....

Ainsi, tous ces faits rapportés nous permettent, je pense, d'affirmer l'existence clinique de l'emphysème pulmonaire et des dilatations bronchiques d'origine paludéenne. Leur mode de production n'est pas difficile à concevoir après ce que nous avons déjà dit des bronchites et des pneumonies chroniques.

Le mot d'emphysème pulmonaire, rigoureusement interprété, voudrait dire infiltration d'air dans le tissu cellulaire du poumon, c'est-à-dire qu'on ne devrait désigner sous ce nom que ce que nous appelons aujourd'hui emphysème interlobulaire. C'est Laënnec qui dévia le mot de son vrai sens. Le premier, il décrivit avec soin la dilatation des vésicules par l'air, dilatation seulement entrevue par Valsalva, Ruich et Baillie, et il distingua soigneusement l'emphysème vésiculaire de l'emphysème interlobulaire ; peu à peu depuis lors, tout en maintenant la distinction, on a appelé communément emphysème pulmonaire la dilatation des alvéoles par l'air.

C'est encore à Laënnec qu'est due la première étude des dilatations bronchiques, et, comme le font remarquer Barth et Gintrac, l'étude de cette altération sortit presque complète des mains de celui qui l'avait découverte. Laënnec distingua déjà la dilatation cylindrique de la dilatation ampullaire. Ajoutez la dilatation moniliforme décrite par Andral, et vous aurez les trois espèces de dilatation admises encore aujourd'hui et figurées notamment par Lancereaux.

Ce qu'il faut bien remarquer, c'est l'analogie et la différence qu'il y a entre l'emphysème pulmonaire et les dilatations bronchiques. On conçoit facilement que l'un et l'autre soient produits par les mêmes causes à des degrés divers ; voyons si ces causes sont réalisées dans nos affections paludéennes.

Pour expliquer la production de l'emphysème et des dilatations bronchiques, Laënnec partait de ce principe que « les muscles qui servent à l'inspiration sont forts et nombreux ; que l'expiration au contraire n'est produite que par l'élasticité des parties et la plus faible contraction des muscles intercostaux. Il doit souvent arriver que l'air, après avoir forcé, dans l'inspiration, la résistance que lui opposait la mucosité ou la tuméfaction de la membrane muqueuse bronchique, ne peut la vaincre dans l'expiration et se trouve emprisonné par un mécanisme analogue à celut de la crosse d'un fusil à vent ». De là, formation graduelle de la dilatation en arrière de l'obstacle. Laënnec ajoute encore comme cause adjuvante la dilatation de l'air, qui introduit froid s'échauffe en pénétrant dans la poitrine.

Malheureusement les expériences de Mendelssohn et d'Hutchinson ont démontré que les puissances expiratrices sont d'un tiers environ plus énergiques que celles de l'inspiration. La théorie de Laënnec tombait devant ce fait que Lebert rappela et opposa énergiquement (Blachez).

C'est Andral qui commence la série des médecins qui attribuent aux lésions de la bronchite chronique le principal rôle dans la pathogénie des dilatations bronchiques. C'est Corrigan qui, en 1838, commença à faire jouer le principal rôle dans cette pathogénie à la pneumonie chronique qu'il venait de décrire sous le nom de cirrhose du poumon, et c'est M. Barth qui a fait intervenir, pour expliquer ce même mécanisme, un troisième facteur, la pleurésie chronique.

Il est infiniment probable, et c'est l'opinion généralement admise aujourd'hui après Barth, Gintrac, Blachez, que ces trois éléments peuvent intervenir et interviennent, le plus souvent simultanément, dans la production de l'emphysème pulmonaire, et surtout des dilatations bronchiques.

La bronchite chronique modifie les parois de ces canaux, abolit leur élasticité, de telle sorte qu'elles se laissent facilement forcer, et une fois dilatées ne reviennent pas sur elles-mêmes (Andral). Elle paralyse les muscles de Reiseissen et en même temps elle remplace l'épithélium vibratile par un épithélium pavimenteux, et les mucosités qui ne sont plus balayées par les cils s'accumulent et produisent la dilatation (W. Stokes). Quand la paroi est ainsi modifiée, la toux et les divers efforts tendent à dilater et à forcer les bronches et les vésicules (Beau et Maissiat, Cruveilhier etc.). En même temps la bronchite peut en certains points aller jusqu'à oblitérer certaines bronches, et alors, par fluxion collatérale en quelque sorte, la pression augmente dans les parties voisines et en détermine la dilatation (Rokitansky).

La pneumonie chronique peut intervenir de plusieurs manières. Le tissu

conjonctif de nouvelle formation est partout et toujours doué de propriétés
rétractiles bien connues. De même qu'une cicatrice, en se formant, tire l'une
vers l'autre les lèvres d'une plaie, de même ces travées conjonctives tire-
ront l'une vers l'autre les bronches voisines, et par conséquent en agran-
diront la lumière (Corrigan, Leudet, Luys). D'un autre côté, le tissu conjonctif, en proliférant, finit par oblitérer un certain nombre d'alvéoles. Et
alors, de même que la cirrhose hépatique, en oblitérant certains vaisseaux,
produit l'ascite, de même la sclérose produira des accumulations d'air;
d'où, dans les parties voisines, des emphysèmes et des dilatations vica-
riants (Niemeyer).

La pleurésie chronique enfin agit par ses adhérences. Ces tractus, doués
également de propriétés éminemment rétractiles, agissent à la fois sur les
parois thoraciques et sur les bronches. Quand la paroi ne peut plus s'af-
faisser, ce sont les bronches qui se dilatent (Barth).

Voilà comment on peut comprendre le rôle de la bronchite, de la pneumonie et de la pleurésie chroniques dans la pathogénie complexe de l'emphysème pulmonaire et des dilatations bronchiques.

Ce résumé des diverses théories émises, emprunté en grande partie aux
articles de Bouillaud, de Gintrac et de Blachez, nous montre que l'emphysème pulmonaire et les dilatations bronchiques sont habituellement produits par ces lésions que nous avons vues naître sous l'influence du miasme
palustre : bronchite chronique, pneumonie chronique interstitielle. Rien
d'extraordinaire par conséquent à ce que ces lésions consécutives aient été
si souvent notées dans nos Observations.

Nous admettons donc comme un fait relativement fréquent que les bronchites chroniques, les pneumonies chroniques et les pleurésies chroniques
d'origine paludéenne entraînent à leur suite de l'emphysème pulmonaire
et des dilatations bronchiques, par le mode pathogénique habituel de ces
sortes de lésions.

14

§ II.

GANGRÈNE PULMONAIRE.

Les anciens connaissaient bien la gangrène pulmonaire, et ils l'admettaient comme terminaison des processus pneumoniques. On pourrait presque dire même qu'ils l'admettaient trop souvent, en ce sens qu'ils voyaient de la gangrène dans bien des cas où il n'y en avait peut-être pas de réelle. « Les anciens, fait judicieusement observer Andral, ont évidemment décrit, sous le nom de gangrène, des altérations du poumon bien différentes de cet état. En général, ils étaient très-enclins à établir qu'il y avait gangrène toutes les fois qu'un organe leur présentait une couleur brune ou noire. »

Cependant il ne faut pas se jeter dans l'excès contraire ; il est certain que Boerhaave, van Swieten, Stoll, Huxham, Baglivi, ont connu la gangrène pulmonaire et l'ont admise comme terminaison de la pneumonie. Bayle la décrit dans les phthisies ulcéreuses.

Mais il faut reconnaître que c'est à Laënnec que revient encore l'honneur de l'avoir nettement décrite et distinguée de ce qui n'était pas elle. C'est lui, on peut dire, qui le premier en fit une espèce morbide distincte. Seulement, se jetant un peu dans l'exagération à ce point de vue, il y a trop vu une maladie spéciale, particulière. Il méconnaît ou reconnaît à peine la gangrène comme terminaison de l'inflammation. « Laënnec n'admettait pas ce mode de terminaison dans la pneumonie, dit Neyret, dans sa Thèse sur la Gangrène pulmonaire; pour l'auteur de l'auscultation, qui rapprochait le sphacèle du poumon des affections essentiellement gangréneuses, comme l'anthrax, la pustule maligne, etc., la pneumonie qui existait concurremment avec la gangrène en était l'effet et non la cause. »

Cette opinion a encore été soutenue par Rilliet et Barthez, et Grisolle dans son *Traité de la pneumonie*, où il révoque même en doute les observations de Traube, qui neuf fois sur quatorze cas constata le sphacèle consécutif à une phlegmasie chronique.

Mais Andral a combattu cette opinion ; il a consacré tout un chapitre de sa Clinique médicale à étudier la terminaison de la pleuro-pneumonie par

gangrène, et il appuie ses conclusions de trois observations: « Cette observation, dit-il, diffère de la plupart des observations de gangrène du poumon publiées jusqu'à ce jour, en ce qu'ici la gangrène a évidemment succédé à une inflammation pulmonaire. C'est un véritable cas de terminaison
de pleuro-pneumonie par gangrène». L'Observation LXIII qu'il cite est une
suite de pneumonie aiguë; mais l'Observation LXII est une suite d'une «pneumonie des plus manifestement chroniques que nous ayons eu occasion d'observer ». C'est un cas très-analogue à celui que nous emprunterons tout à
l'heure à Lancereaux.

En même temps qu'Andral, ou après lui, Bouillaud, Graves, Charcot,
Béhier, citèrent des faits qui démontraient on ne peut plus nettement que
la gangrène peut très-bien prendre naissance comme terminaison de la
pneumonie, soit aiguë, soit chronique.

Ainsi se complétait l'idée de Laënnec et s'achevait l'histoire de la gangrène pulmonaire (j'entends toujours encore ici la gangrène parenchymateuse).

Je n'ai évidemment pas à m'occuper des diverses causes de gangrène
pulmonaire. Une seule nous intéresse, c'est la pneumonie chronique ; car
elle seule peut nous conduire à comprendre des cas de gangrène pulmonaire d'origine paludéenne.

Comment donc la pneumonie chronique peut-elle entraîner la gangrène
pulmonaire ?

Le fait est d'abord hors de doute ; j'invoquerai surtout à l'appui l'Observation LXIV d'Andral déjà citée , l'Observation de Charcot dans sa
Thèse sur la Pneumonie chronique, l'Observation de Béhier et l'Observation de Lancereaux que nous allons rapporter tout au long tout à
l'heure.

Nous restreignant à la pneumonie chronique interstitielle, qui est la
seule qui nous intéresse, voici comment on peut comprendre qu'elle entraîne
la gangrène du parenchyme pulmonaire. Le tissu conjonctif de nouvelle
formation, qui caractérise ce processus même, remplit les alvéoles et les
oblitère ; nous avons vu l'emphysème et les dilatations bronchiques en
être la conséquence. Ce même tissu conjonctif pourra tout aussi bien obli-

térer les vaisseaux qui rampent au milieu de lui. S'il n'oblitère que les veines, il augmentera simplement la tension vasculaire et entraînera consécutivement ces lésions du cœur droit si fréquentes à la suite des lésions pulmonaires et des scléroses pulmonaires en particulier. S'il oblitère les artères, il diminuera le cours du sang dans le tissu, qui prendra alors cet aspect exsangue et pâle tout spécial qui le caractérise en quelque sorte. Mais si l'oblitération artérielle va encore plus loin, si elle empêche toute arrivée du sang dans un département donné du tissu pulmonaire, la nutrition y deviendra impossible, et cette région de l'organe se modifiera, deviendra le siége d'une véritable gangrène, qui arrivera bientôt jusqu'aux bronches et évacuera ainsi par là ses produits de désorganisation fétide.

Voilà comment je conçois le mode de production de la gangrène pulmonaire à la suite de la pneumonie chronique interstitielle.

Cela posé, s'il en est ainsi, puisque nous avons des pneumonies chroniques interstitielles d'origine paludéenne, nous pouvons voir la gangrène pulmonaire se développer sous l'influence des mêmes causes, et c'est en effet ce que nous démontre le fait suivant.

OBSERVATION XVII.

Intoxication palustre ancienne ; pneumonie chronique scléreuse (forme chronique ulcéreuse) ; excavations gangréneuses ; infarctus multiples des viscères.

(cxxxᵉ de Lancereaux.)

H...., célibataire, 37 ans, maçon, entre le 12 juillet à l'hôpital de la Pitié. Il a habité l'Afrique pendant plusieurs années en qualité de soldat, et contracté alors deux blennorrhagies, puis quelques accès de fièvre intermittente. Il n'a d'ailleurs jamais été malade ; ses parents se portent bien, mais il avait plusieurs frères qui sont morts en bas âge. Au moment de son entrée à l'hôpital, ce malade, souffrant depuis deux mois environ, n'a cependant cessé son travail que depuis quelques jours. Son teint est jaunâtre, ses traits sont abattus ; néanmoins il a encore de la gaieté ; sa voix est un peu éteinte. Il se plaint de douleurs qui siégent particulièrement dans le côté droit de la poitrine ; il a de la toux, une expectoration abondante composée de crachats, les uns puriformes, les autres légèrement

colorés et analogues aux crachats de l'apoplexie pulmonaire. La poitrine
n'est pas sensiblement déformée. A la percussion, matité à peu près absolue
dans toute la partie moyenne du poumon droit. Sonoréité à la base de ce
même poumon et dans tout le côté gauche. Au niveau de la matité, souffle
creux et râles muqueux et caverneux. Résonnance exagérée de la voix;
sueurs nocturnes. Absence de fièvre ; appétit conservé. Ce malade se lève
chaque jour et sort dans la cour de l'hôpital; il ne va pas mal jusqu'au
26 juin, jour où il projette sa prochaine sortie

A cette date, il est pris subitement d'une hémoptysie abondante; il
perd environ deux litres d'un sang noir à peine spumeux. Malgré un
traitement approprié, l'hémorrhagie ne continue pas moins pendant trois
jours. En même temps, le malade s'affaiblit; il a une fièvre intense, continue, avec paroxysmes se traduisant par des frissons violents presque
quotidiens ; la toux persiste sans augmenter de fréquence ; une odeur
infecte s'échappe de la bouche et des voies aériennes. Il survient une
teinte cachectique très-prononcée, de l'agitation, de l'accablement, une
prostration excessive, de l'adynamie avec diminution des sécrétions et
principalement de la sécrétion urinaire. La mort a lieu le 22 juillet.

Autopsie. — Raideur cadavérique, putréfaction presque nulle. Crâne
et cerveau sains.

Le poumon gauche est intact. Le poumon droit est au contraire profondément altéré ; il adhère intimement à la paroi costale à l'aide de fausses
membranes épaisses et vasculaires. Dans toute sa partie moyenne existe
une induration considérable au milieu de laquelle on sent quelques points
fluctuants. Après une section faite suivant la hauteur de l'organe, on aperçoit au milieu du tissu induré plusieurs cavernes capables de contenir, les
unes une noisette, les autres une noix ou même un petit œuf. Ces cavernes
occupent surtout le voisinage de la racine des bronches et le lobe moyen
du poumon droit. Elles sont comme taillées à pic dans un tissu grisâtre,
granité, ferme et très-résistant sous le doigt. Elles ne sont tapissées par
aucun produit de nouvelle formation, mais elles renferment des détritus
grisâtres ou brunâtres excessivement fétides, et des masses d'un gris blan-

châtre , caséiformes: les uns composés de granulations moléculaires et graisseuses, de fibres et de cellules altérées; les autres formées de granulations moléculaires, de globules de graisse et de cristaux de matière grasse sous forme d'aiguilles. Sur la paroi lisse et polie de quelques-unes de ces excavations on aperçoit des divisions bronchiques et quelques vaisseaux béants d'un calibre rétréci par le tissu induré qui les comprime et par l'épaississement de leurs tuniques. Le lobe moyen , une partie des lobes supérieur et inférieur sont altérés et présentent des traînées fibreuses blanchâtres dues à l'épaississement des cloisons interlobulaires limitant un tissu ferme, grisâtre ou rosé, parsemé de petites taches, les unes blanches, les autres brunes ou pigmentaires. La muqueuse des bronches est rouge, injectée, épaissie ; deux petites excavations superficielles se rencontrent sur la muqueuse qui recouvre les cordes vocales. L'artère et les veines pulmonaires paraissent libres.

Le cœur a un volume normal ; les orifices sont sains ; il existe un caillot fibrineux dans le cœur droit, un autre plus volumineux et très-mou dans le cœur gauche. A la surface de ce dernier caillot, on remarque des grains blanchâtres miliaires qui lui sont appendus. Enveloppés d'une mince couche de fibrine, ces grains sont composés en partie de leucocytes très-granuleux ; on y trouve de plus des granulations élémentaires, des cellules déformées et granuleuses et de petites baguettes grisâtres. Ces derniers éléments, étrangers au liquide sanguin, se retrouvent encore en petit nombre dans le sang des artères fémorales. L'aorte est saine.

Le foie présente un volume normal, une coloration d'un brun sale. Sous la capsule on aperçoit quelques points blanchâtres; à la coupe, on trouve que ces points répondent à autant de foyers du volume d'une noisette, contenant une substance épaisse d'un blanc grisâtre analogue au pus. D'autres foyers plus volumineux que le précédent se rencontrent dans la profondeur du lobe droit vers sa partie moyenne; ils sont en tout au nombre de six. L'examen histologique de la substance qui constitue ces foyers fait reconnaître l'existence : 1° de détritus provenant des éléments de l'organe malade; 2° de corpuscules granuleux peu réguliers et plus ou moins volumineux; 3° de granulations élémentaires abondantes; 4° de cristaux de substance grasse.

La rate, très-volumineuse, a environ 25 centim. dans son plus grand diamètre; elle est le siége de trois foyers semblables à ceux du foie; la substance contenue dans ces foyers est un peu fétide. Le parenchyme de cet organe est friable et d'une coloration vineuse sur quelques points et au voisinage des foyers métastatiques.

A la surface du rein gauche existe un autre foyer encore plus volumineux que les précédents et situé immédiatement sous la capsule. Le feuillet péritonéal qui le recouvre est enflammé ; le parenchyme rénal n'est pas sensiblement altéré. Le rein droit est sain.

Les autres organes sont intacts; on a négligé l'examen de la muqueuse intestinale.

On ne peut évidemment pas contester que bien des détails importants manquent dans l'histoire clinique de ce malade ; cependant il n'est pas douteux qu'il ait été profondément intoxiqué par le miasme paludéen en Afrique, et Lancereaux lui-même, qui avait vu le malade et qui par conséquent le connaissait le mieux possible, admet que la pneumonie chronique incontestable qu'il présente était sous la dépendance de l'intoxication palustre.

Cela posé quant à l'étiologie, la nature de la lésion n'est pas douteuse : c'est une gangrène du parenchyme pulmonaire ayant même donné lieu à une série d'embolies gangréneuses et à la formation d'une foule d'abcès gangréneux métastatiques.

Quant à la pathogénie de cette gangrène, je crois qu'elle est bien celle que nous avons indiquée: oblitération des vaisseaux par le tissu scléreux, et mortification consécutive du parenchyme pulmonaire. On pourrait peut-être penser aussi que la gangrène peut être attribuée à l'hémoptysie elle-même, en invoquant le mécanisme sur lequel Genest a tant insisté. Je ne crois pas que ce soit là la vérité. L'hémoptysie a dû succéder à la formation de l'excavation et n'a eu lieu que par l'ulcération même atteignant les parois des vaisseaux. Le véritable processus pathogénique est saisi en quelque sorte sur le fait et décrit dans cette phrase : On aperçoit quelques vaisseaux béants, d'un calibre rétréci par le tissu induré qui les comprime et par l'épaississement de leurs tuniques. Supposez un degré de plus, et vous aurez l'oblitération complète telle que nous l'avons constatée nous-même dans l'Observation xi.

Quoi qu'il en soit d'ailleurs du mécanisme de la lésion, ce fait nous démontre ce que la théorie permettait de prévoir, à savoir : que l'infection palustre peut produire des gangrènes pulmonaires en passant par la pneumonie chronique.

Ce n'est pas tout ; nous n'avons parlé jusqu'ici que des gangrènes parenchymateuses, qui se rattachent surtout aux processus pneumoniques; mais il existe une autre espèce de grangrène plus superficielle en quelque sorte, que l'on doit plutôt rattacher à la bronchite chronique: la gangrène pulmonaire de Briquet et de Lasègue, la bronchite fétide, la gangrène curable, etc., etc.

Laënnec avait déjà entrevu cette espèce de gangrène quand il disait : « Je serais tenté de croire, d'après plusieurs cas dans lesquels les malades ont survécu, que l'odeur et l'aspect des crachats, tels que je viens de les décrire, ne prouvent pas toujours l'existence d'une excavation gangréneuse dans le poumon, et que ces caractères peuvent quelquefois dépendre d'une disposition générale à la gangrène qui n'a son effet que sur la sécrétion muqueuse des bronches. »

Ce fait, énoncé à peine par Laënnec, est repris, confirmé, prouvé et développé par Andral, qui cite dans sa *Clinique médicale* (tom. III, pag. 231, Obs. xii.) un cas de bronchite chronique avec grande fétidité des crachats. Non-seulement il cite le fait, mais il l'interprète et il en conclut : « La grande fétidité des crachats peut donc quelquefois appartenir à une simple sécrétion bronchique, etc. » (pag. 233, 3me édit. 1834).

Ce n'est que quelques années après, en 1841, que Briquet publia dans les *Archives de médecine* ce travail, où il établissait « qu'il peut exister une gangrène pulmonaire non encore décrite et qui serait sous la dépendance de lésions primitives des extrémités des bronches. Dans quelques cas, les extrémités des bronches seraient susceptibles de se dilater sous forme d'ampoule et deviendraient le siége d'une altération gangréneuse provoquée plutôt par la forme spéciale de la bronchite que par cette disposition générale gangréneuse dont parle Laënnec.. »'

A partir de ce moment, les travaux se multiplient sur cette question. En 1857, Lasègue les résume sous le nom de gangrènes curables du poumon, dans les *Archives générales de médecine*. Ce travail a rendu cette espèce de gangrène classique, et à l'heure qu'il est tout le monde l'admet sans contestation.

C'est ainsi que Neyret, dans sa Thèse sur la Gangrène pulmonaire, divise son sujet, dès le début, en deux parties : gangrène du parenchyme du poumon, gangrène bronchique.

Si tout le monde est ainsi d'accord pour reconnaître la réalité de l'existence de cette gangrène bronchique, l'accord cesse d'exister sur le terrain des explications.

Pour Laënnec, nous l'avons vu, pour Andral et pour quelques autres, c'est une décomposition fétide des bronches. Pour Dittrich, ce sont les crachats qui, emprisonnés dans les dilatations bronchiques, y subiraient une série d'altérations aboutissant à la gangrène. De là le processus peut atteindre les parois des bronches, déterminer leur inflammation gangréneuse, et dans les cas graves cela peut aller jusqu'au tissu pulmonaire lui-même, et l'on a alors de véritables gangrènes parenchymateuses consécutives.

Concluons, avec Lasègue, que le fait dans sa nature intime reste encore difficile à expliquer, mais le fait clinique reste. Il faut admettre deux espèces de gangrène pulmonaire : la gangrène du parenchyme et la gangrène des parois bronchiques et des matières contenues dans les dilatations.

Nous avons vu déjà et démontré par notre Observation XVII que le miasme paludéen pouvait produire la gangrène pulmonaire parenchymateuse. Le fait suivant va, je crois, nous démontrer que ce même miasme paludéen peut aussi produire la dernière espèce, la gangrène bronchique, par altération gangréneuse des parois des dilatations bronchiques.

15

OBSERVATION XVIII.

Intoxication palustre ancienne ; bronchopleuropneumonie chronique d'origine paludéenne ;
dilatations bronchiques ; odeur gangréneuse des crachats ; consomption pulmonaire.

Seguin (Paul), cultivateur, âgé de 42 ans, né à Saint-Laurent (Lozère),
entre le 4 septembre 1872 à l'hôpital Saint-Éloi, où il est couché au
n° 8 de la salle Saint-Charles d'abord, puis au n° 8 de la salle Saint-Vincent, clinique médicale, service de M. Castan, suppléant M. le professeur
Fuster; de M. le professeur Dupré ensuite; de M. Batlle suppléant à la fin.

Aucun antécédent morbide appréciable, héréditaire ni personnel, autre
que les suivants.

Il a contracté les fièvres intermittentes vers l'âge de 25 ans, à Saint-
Gilles, dans la Camargue. Depuis lors, ces fièvres, qui affectent surtout le
type tierce, ne l'ont pour ainsi dire pas quitté. Pendant neuf ou dix ans
notamment, il les a d'une manière presque continue. Surviennent ensuite
quelques années de repos relatif; mais le 1er avril 1872 commence la récidive pour laquelle il entre à l'hôpital. Le type, qui était encore tierce au
début de cette récidive, est devenu maintenant assez irrégulier et difficile
à préciser. Lors de cette récidive, il était encore à Saint-Gilles.

La toux a commencé à se produire seulement lors de cette dernière récidive, quelques jours après le retour des accès. Elle s'accompagne d'un
point de côté à gauche et de mal de tête; on lui a pratiqué une saignée et
appliqué un vésicatoire. La maladie actuelle date de cette époque. Le
point de côté avait d'ailleurs rapidement disparu après l'application du
vésicatoire; mais le malade a toujours continué de tousser; il crache depuis
le début de sa maladie.

A son entrée à l'hôpital, il présente tous les signes d'une cachexie palustre des mieux caractérisées: peau terreuse, blanchâtre, avec œdème sous-
cutané partout, mais plus particulièrement aux membres inférieurs et à la
face. Empâtement considérable et endolorissement de la région splénique.
En même temps on constate une forte matité occupant à peu près
toute la hauteur du côté gauche, avec absence de vibrations et obscurité de

la respiration sur toute la hauteur. Aucun bruit anormal; pas d'égophonie; aplatissement encore peu accusé du côté. Le point de côté ancien se réveille de temps en temps dans les efforts de toux ou de forte respiration. La toux, qui est fréquente et assez fatigante, s'accompagne d'une expectoration abondante, épaisse, jaunâtre, comme purulente. Ces signes réunis font diagnostiquer une lésion chronique étendue de la plèvre du côté gauche; il y a encore du liquide, puisque les vibrations sont éteintes; mais il tend à diminuer et à disparaître, puisque les fausses membranes se forment et que le côté est déjà aplati. Cette lésion pleurale masque une lésion plus profonde qui doit exister pour donner lieu à l'expectoration constatée et à l'ensemble des phénomènes généraux qui réalisent bien le syndrome clinique de la phthisie pulmonaire.

Le 30 octobre, à la contre-visite, on constate pour la première fois des râles sous-crépitants profonds, à bulles assez grosses, sous la clavicule gauche. On pense à une tuberculisation pulmonaire, avec participation considérable de la plèvre. — Quart rôti, quart vin vieux; limonade vineuse, 0,1 décigr. fer réduit par l'hydrogène.

A partir du 3 novembre, il éprouve pendant quelques jours, toutes les après-midi à 1 heure, des frissons suivis de chaleur. Le 4 novembre, ajoutez au traitement des frictions avec la teinture de quinquina et le liniment de Rosen.

Le 9, on constate qu'à droite il y a seulement de l'exagération dans le murmure vésiculaire, mais aucun bruit anormal.

Le 11, vésicatoire sur le côté gauche du thorax.

Le 14, on remarque que l'œdème des jambes est très-accusé ; cependant le 15, il n'y a pas d'albumine dans les urines, qui contiennent beaucoup de sels précipités par l'acide nitrique, mais redissous par la chaleur.

Le 16, ajoutez du vin de quinquina au fer réduit.

Le 17, l'œdème s'accroît toujours dans les jambes et dans le ventre ; il y a peut-être un peu d'ascite. Il se plaint d'une douleur à la base du côté droit ; seule respiration supplémentaire dans ce côté ; mêmes signes du côté gauche. — Ajoutez looch simple.

Pendant tout le reste du mois de novembre et tout le mois de décembre, l'état se maintient à peu près le même ; l'œdème diminue seulement et finit par disparaître. L'attention est rappelée sur lui au milieu du mois de janvier.

Le 21 janvier 1873, il y a un peu d'acuité dans les phénomènes; il y a perte de l'appétit et un peu de fièvre. Localement, la matité persiste avec les mêmes caractères sur toute la hauteur ; mais en arrière les vibrations ont reparu sur un grand nombre de points, et on perçoit un souffle profond. Le cœur est déplacé et repoussé vers la droite ; le ventricule droit paraît hypertrophié ; on perçoit un bruit de souffle au premier temps et au niveau de l'appendice xiphoïde.

Le 22, l'expectoration est purulente, assez liquide et très-abondante. A gauche en avant, la rétraction du côté est beaucoup plus prononcée qu'avant ; les creux sus et sous-claviculaires notamment sont profondément déprimés. Obscurité de la respiration et absence de vibrations sur toute la hauteur. Les bruits du cœur sont transmis avec beaucoup de netteté. En arrière on perçoit les vibrations, quoiqu'à un moindre degré qu'à droite ; on entend un peu la respiration sur toute la hauteur ; on perçoit du souffle dans le tiers supérieur et surtout près de la colonne. On diagnostique un épanchement circonscrit, bridé par ses fausses membranes dans la partie antérieure de la poitrine.

Le 23, l'expectoration est toujours excessivement abondante ; pas de fièvre ce matin. En avant au sommet gauche, on entend une expiration soufflante et quelques frottements également dans la région précordiale. En arrière on entend la respiration ; l'expiration est moins soufflante qu'en avant. A la partie inférieure de la fosse sous-épineuse, on entend à la toux quelques gargouillements à timbre très-clair. On diagnostique une vaste excavation en ce point. — Potion alcoolique. *Caro cruda.*

Le 24, mêmes signes stéthoscopiques. Crachats purulents toujours excessivement abondants.

Le 25, les crachats, toujours abondants, ont une odeur aigre toute spéciale. Le creux sous-claviculaire gauche présente un affaissement toujours plus considérable. La matité persiste sur toute la hauteur. Sous la clavicule gauche, bruits cavitaires bien caractérisés, plus marqués en dehors qu'en dedans. Les vibrations sont perçues en avant à la partie supérieure, en arrière sur toute la hauteur ; l'expiration est soufflante en arrière comme en avant. Pectoriloquie au sommet dans la fosse sus-épineuse gauche, avec souffle intense. Cavité énorme au sommet du poumon gauche. Hypertrophie du ventricule droit et déplacement du cœur à droite; bruit de souffle au premier temps et à l'appendice xiphoïde, où paraît battre la pointe.

Le 26, on entend la respiration dans la région axillaire, avec expiration soufflante. En avant, les vibrations ne sont absolument éteintes que sur une région peu étendue.

Le 27, quantité énorme de crachats. Le malade se plaint de la poitrine, surtout quand il tousse. Il a dormi un peu cette nuit, ce qui ne lui arrivait pas depuis quelque temps.

Le 28, toujours expectoration très-abondante, très-liquide, avec des parties purulentes à odeur de plus en plus fétide. Voix enrouée, respiration tout à fait caverneuse au sommet du poumon gauche. En arrière sur toute la hauteur, on perçoit les vibrations et on entend la respiration.

Le 30, l'expectoration est toujours très-abondante; le malade paraît véritablement vomir ce qu'il crache. Cette expectoration a une odeur fétide, gangréneuse, parfaitement caractéristique. Même état local. — Continuez toujours potion alcoolique et *caro cruda*.

Le 1er février, les frottements de la région précordiale ne se produisent pas à chaque respiration ; peut-être sont-ils péricardiques. Crachats toujours abondants, à odeur franchement gangréneuse, parsemés d'îlots noirs. Les battements du cœur sont perçus sur toute la hauteur du côté gauche en avant et en arrière. Mêmes signes thoraciques.

Le 5 février, toujours la même abondance d'expectoration ; fétidité vraiment repoussante; aplatissement très-considérable du côté gauche : un peu de voussure du côté droit (emphysème compensateur). La respiration soufflante s'entend sur une plus grande hauteur que précédemment. On entend des gargouillements à timbre clair quasi métallique, presque jusqu'à la base. Pectoriloquie presque dans toute l'étendue. Ces signes cavitaires paraissent avoir deux ou trois foyers où ils se perçoivent au maximum ; à la partie supérieure il y a plutôt de la bronchophonie.

L'état général se rétablit assez bien ; l'appétit est bon, mais l'état local reste absolument le même. Néanmoins le malade demande à sortir, et quitte l'hôpital le 18 février 1873.

Comme ce cas ne s'est pas terminé par une vérification anatomique, il est bon d'en discuter le diagnostic. L'observation est assez intéressante et assez complexe en même temps pour le mériter.

L'état de la poitrine est assez facile à définir au point de vue de l'anatomie grossière ; les signes stéthoscopiques ont été tout le temps assez nets. Évidemment au début toute la plèvre du côté gauche était malade et était le siège d'un épanchement qui remontait déjà au mois d'avril, c'est-à-dire à cinq mois, et qui commençait à se résorber. Ce travail de résorption de l'épanchement n'a fait que continuer pendant tout le séjour du malade à l'hôpital : occupant d'abord toute la poitrine, il s'est limité ensuite à la partie antérieure du thorax, où le bridaient de fausses membranes ; puis se réduisant de plus en plus il s'est enkysté à la partie antéro-inférieure de cette région. Au fur et à mesure qu'il disparaissait, les fausses membranes se formaient et la rétraction du côté s'accentuait.

En même temps la disparition graduelle de l'épanchement rendait accessibles à notre investigation les lésions pulmonaires plus profondes, que l'on ne pouvait supposer au début que d'après des signes rationnels. On s'est bientôt convaincu qu'il y avait au sommet du poumon gauche une vaste excavation. Quand le liquide pleural s'est retiré plus complètement encore, il a même paru démasquer quelques autres excavations beaucoup plus petites, disséminées dans le poumon gauche.

Enfin la fétidité toute particulière des crachats est venue annoncer une gangrène pulmonaire.

Ajoutez à cela un déplacement du cœur, déviation à droite, un peu d'hypertrophie du ventricule droit avec un peu d'insuffisance tricuspide, et vous aurez le diagnostic anatomique complet. Jusque-là, pas de doute.

Mais la discussion peut s'établir, si nous voulons pénétrer plus avant et rechercher la nature de ces lésions. Avions-nous affaire à une tuberculisation ou à une pneumonie chronique? Je crois, quant à moi, qu'il y avait là bronchite chronique, pneumonie chronique, pleurésie chronique et dilatations bronchiques, sous l'influence combinée de ces trois éléments. Sans entrer dans la discussion approfondie de ce diagnostic différentiel, je vais résumer les raisons sur lesquelles j'appuie mon diagnostic.

D'abord on remarquera le mode de début : début de pleuropneumonie aiguë ayant parfaitement l'air de passer lentement et graduellement à l'état chronique chez un homme ne présentant aucun signe de prédisposition tuberculeuse, n'étant plus à l'âge où cette diathèse éclate d'habitude, étant au contraire profondément intoxiqué par le miasme paludéen, qui, nous le savons maintenant, prédispose singulièrement à la pneumonie chronique ; aucune hémoptysie à aucune époque ; signes de consomption pulmonaire, mais différents de ceux qui caractérisent habituellement la phthisie tuberculeuse ; bouffissure plutôt qu'amaigrissement; intégrité des fonctions digestives; tuméfaction de la rate, etc.; étendue de la lésion pleurale, qui dans les affections tuberculeuses est en général limitée au sommet; tendance à la rétraction, preuve de sclérose au moins dans la plèvre; facile transmission des bruits du cœur indiquant une induration généralisée du parenchyme pulmonaire; altération du cœur droit prouvant des troubles dans la circulation pulmonaire, qui sont surtout réalisés par la sclérose de cet organe; nature et abondance de l'expectoration, qui représentait entièrement celle des dilatations bronchiques.

Tous ces signes réunis, et bien d'autres que je pourrais ajouter et qui ressortent de l'observation elle-même, me portent à conclure ici à une broncho-pleuropneumonie chronique avec dilatations bronchiques.

En admettant cette hypothèse, comment s'est développée la gangrène? On pourrait invoquer ici le même mode pathogénique que nous avons exposé pour le cas de l'Observation xvii , et admettre une gangrène parenchymateuse suite d'oblitération des vaisseaux. Je croirais plus volontiers ici à une gangrène bronchique telle que l'ont décrite Briquet, Dittrich et Lasègue.

Faisant le diagnostic différentiel des deux espèces de gangrène, Lasègue dit dans le Mémoire que nous avons déjà cité : « Un seul symptôme sem-

ble différencier les deux affections : dans la gangrène pulmonaire du type
que nous avons décrit, l'élément catarrhal est prédominant; l'expectoration,
extrêmement abondante, marque toujours le début des accidents ; si elle
ne se présente pas avec des caractères vraiment spécifiques, soit au simple
aspect, soit à l'examen du microscope, elle ne ressemble pas non plus
exactement à ce que l'on observe dans les autres formes. Tandis que dans
les gangrènes avec large fonte des tissus, les matières expectorées en masse
prennent d'ordinaire un aspect de détritus animaux tout spécial, ici le mucus constitue la presque totalité des crachats, et leur fétidité est à peu près
le seul indice. »

On pourrait difficilement mieux décrire ce qui s'est passé précisément
chez notre malade. Comme le veut Lasègue, l'abondance de l'expectoration
a toujours frappé, elle a précédé toute fétidité gangréneuse, attestant ainsi
de la présence de la dilatation bronchique avant que le processus gangréneux se fût déclaré, et démontrant ainsi que l'excavation n'était nullement
le résultat d'une fonte gangréneuse du parenchyme pulmonaire ; mais que
c'était là bien plutôt le résultat de transformations, d'altérations subies par
le contenu même de la dilatation bronchique et se propageant peut-être
de là à ses parois.

Un autre argument en faveur de notre diagnostic, c'est la bénignité relative de cette gangrène. Sans doute notre malade n'a pas guéri, mais l'état
général a été suffisant pour lui permettre de quitter l'hôpital. C'est encore
là une puissante raison pour faire ranger ce cas parmi les gangrènes
bronchiques.

Pour toutes ces raisons, je conclus donc que si l'Observation xvii me
paraît relater un cas de gangrène pulmonaire parenchymateuse d'origine
paludéenne, l'Observation xviii me paraît relater un cas de gangrène bronchique également d'origine paludéenne.

§ III.

Ce serait évidemment ici le lieu d'étudier la question si souvent reprise et discutée de l'antagonisme entre la fièvre intermittente et la phthisie pulmonaire ; c'est là un sujet qui a passionné bien des générations de savants. Notre intention n'est pas de la reprendre ; assez d'articles ont été déjà faits pour la résumer. Nous voulons nous borner à énoncer quelques principes généraux qui nous paraissent placer la question sur un terrain tout différent, qui est pour nous le véritable.

Ce qui frappe en effet tout d'abord, en parcourant quelques-uns des travaux publiés sur cette question, c'est l'absence de résultats précis, malgré les innombrables recherches auxquelles on s'est livré. Et ce qu'il y a surtout de curieux et de vraiment remarquable, c'est que des deux côtés on cite des faits, et des faits qui paraissent tout aussi concluants, et que par conséquent on ne peut pas réfuter ni révoquer en doute.

Qu'en conclure ?

Bien des gens en ont conclu le scepticisme ou l'indifférence, et l'oubli dans lequel est tombée cette question égale presque la passion qu'elle avait provoquée à une autre époque ; mais ce n'est pas là une solution.

Il vaut mieux, ce me semble, chercher les causes de ces divergences et essayer de les supprimer, si c'est possible.

En principe, quand on voit dans une discussion scientifique des hommes comme Boudin d'une part, comme Forget et Gintrac de l'autre, affirmer les uns et les autres des faits cliniques observés par eux-mêmes, on doit admettre que les uns et les autres sont vrais et qu'il faut chercher quelque part une idée conciliatrice plus élevée qui permette d'admettre également les uns et les autres. C'est ainsi que les philosophes, à la suite de Kant, cherchent entre deux idées opposées l'idée supérieure qui les concilie.

Je crois que dans la question de l'antagonisme cette idée conciliatrice est dans la distinction des diverses espèces de phthisie pulmonaire. Boudin a vu des phthisies pulmonaires guéries par la fièvre intermittente ; Hirsch,

16

résumant un grand nombre d'observations, prétend que les phthises pulmonaires sont produites par la fièvre intermittente. Je ne vois entre ces deux affirmations qu'une contradiction apparente, et je dis simplement : si ces deux ordres de faits sont vrais, c'est qu'il y a phthisie et phthisie. Si la phthisie est simplement un syndrome clinique, variable quant à la lésion anatomique et quant à la cause productrice, quoi d'étonnant à ce que certaines phthisies soient guéries par la fièvre intermittente, tandis que certaines autres sont produites par cette même fièvre intermittente?

Ne voyons-nous pas, par exemple, certains délires guéris par l'opium et d'autres délires produits par ce même opium? Et si quelqu'un avait émis l'idée d'un antagonisme entre le délire et l'opium, il pourrait s'appuyer victorieusement sur les faits de la première catégorie, et ses adversaires pourraient opposer avec tout autant de raison les faits de la deuxième catégorie. Et l'on pourrait ainsi discuter éternellement jusqu'à ce qu'on s'avisât de distinguer plusieurs espèces de délire : le délire guéri par l'opium et le délire produit par l'opium.

De même ici, on voit que la distinction des diverses espèces de phthisie met la question sur un terrain tout nouveau qui exige de nouvelles recherches et qui met presque à néant tous les documents réunis jusqu'à aujourd'hui. C'est ainsi qu'en 1868 encore, M. Lombard a réuni toutes les pièces de ce grand procès de l'antagonisme, dans une bonne Thèse de Paris. Mais tout le temps il fait phthisie synonyme de tuberculisation ; et alors, après avoir accumulé une foule de témoignages, de contradictions, il est obligé de conclure à la non-existence de la loi ; mais on voit qu'il regrette d'autre part de ne pas pouvoir admettre les faits invoqués par l'École de Boudin.

Tout est donc à refaire sur la question, et voilà pourquoi nous nous garderons de l'aborder sérieusement. Nous nous contenterons de mentionner quelques points de ce chapitre qui résultent de nos observations cliniques.

La question des rapports de l'impaludisme et de la phthisie pulmonaire est double et peut se décomposer ainsi : 1° L'impaludisme peut-il produire les tubercules et la phthisie pulmonaire ? 2° Quelle influence l'impaludisme exerce-t-il sur des tubercules ou une phthisie pulmonaire déjà en voie d'évolution ?

I. L'impaludisme peut-il produire des tubercules ?

Broussais ne craint pas de l'affirmer : « Les fièvres intermittentes peuvent devenir cause de phthisie... Nous avons vu les tubercules naître au milieu du tissu dont elles avaient déterminé l'irritation chronique. » (*Phlegm.chron.*, tom. II, pag. 128.)

Je rappellerai à côté notre Observation xi, où nous avons constaté une éruption tuberculeuse des plus nettes chez un homme où les seuls antécédents pathologiques étaient constitués par un impaludisme invétéré.

Ces faits sont trop peu nombreux pour baser une affirmation ; cependant ils méritent de fixer l'attention. Examinons donc de quelle manière l'impaludisme pourrait donner naissance à des tubercules.

D'abord l'impaludisme peut servir de cause occasionnelle pour développer des tubercules chez un sujet déjà prédisposé. Tout le monde sait l'influence des causes occasionnelles sur le développement de la tuberculose ; le froid est un des exemples les plus frappants à ce sujet. Et en général, toute cause de bronchite et de pneumonie peut servir d'occasion au développement des tubercules. Dès-lors l'impaludisme, étant une cause fréquente de bronchite et de pneumonie, doit pouvoir occasionnellement développer des tubercules chez un sujet prédisposé.

C'est ce que nous avons observé chez un ecclésiastique encore en traitement actuellement au n° 7 de la salle Saint-Jean, clinique médicale, service de M. Hamelin, suppléant M. le professeur Fuster. Ce malade a une sœur morte de phthisie pulmonaire ; lui-même est resté bien portant jusqu'à l'âge de 20 ou 22 ans. A cette époque-là, il contracte les fièvres intermittentes, les garde pendant très-longtemps ; il a encore de temps en temps des accès à l'heure qu'il est. C'est alors, quelque temps après le début des fièvres, que les accidents pulmonaires ont commencé à se développer ; ils ont abouti aujourd'hui à une excavation au sommet du poumon gauche. Ce malade a bien été enrhumé par la fièvre, comme dirait Broussais ; la fièvre a été la cause occasionnelle du développement de la tuberculose.

Ainsi l'impaludismc peut servir de cause occasionnelle au développement des tubercules.

En second lieu, l'impaludisme peut produire ce que l'on doit appeler des tubercules secondaires. Tout le monde connaît aujourd'hui ce fait, exagéré par Niemeyer, qu'une éruption tuberculeuse peut se produire tardivement, secondairement à une pneumonie caséeuse. Niemeyer a eu l'immense tort de trop généraliser ces faits et d'en faire la base d'une théorie qui est fausse parce qu'elle est exclusive. On n'a pas eu de peine à détruire les assertions exagérées; mais ici comme toujours il faut retenir les faits en repoussant la théorie. Sans admettre nullement les idées de Niemeyer, on peut et on doit, je crois, admettre la possibilité des éruptions tuberculeuses secondaires. L'erreur consiste à dire qu'elles le sont toutes.

Dès-lors, toute cause de pneumonie caséeuse pourra secondairement produire une éruption tuberculeuse. Or, l'impaludisme n'est pas une source habituelle de pneumonie caséeuse, mais c'est une source de pneumonie chronique. Et si la forme de prédilection est la forme scléreuse, cependant dans de rares cas on peut supposer que le processus se développe dans les alvéoles aussi bien qu'autour, et on a des foyers de pneumonie caséeuse.

C'est le cas de notre Observation xi. Nous avons trouvé les alvéoles remplies d'un exsudat qui contenait un grand nombre de granulations libres, des noyaux et des cellules embryonnaires. C'est là une espèce de stade indifférent qui peut aboutir à divers processus chroniques. Si ce tissu embryonnaire se développe en tissu conjonctif adulte, il y a sclérose. Si, un peu plus rapide, il prolifère activement et subit la dégénérescence caséeuse, il y a production de ces foyers de ramollissement que nous avons en effet constatés en certains points du poumon de notre malade. Ces foyers caséeux une fois formés peuvent naturellement donner lieu à une éruption tuberculeuse secondaire : de là, la production de ces granulations transparentes, grises, évidemment jeunes, dont nous avons trouvé le poumon de notre malade rempli. Ce cas de notre Observation xi est donc pour nous un type de production secondaire de tubercules par le miasme paludéen.

Ainsi, en second lieu, l'impaludisme peut produire une éruption secondaire de tubercules.

Enfin l'impaludisme ne peut-il pas, à lui tout seul et directement, produire des tubercules? Ici les faits me manquent pour avancer une opinion quelconque. Contentons-nous de dire que le fait n'aurait rien d'extraordinaire.

Tant que l'on a considéré le tubercule comme la lésion spécifique de la tuberculose, on devait difficilement admettre que l'impaludisme pût développer cette diathèse. Mais aujourd'hui il est bien établi que le tubercule n'est spécifique d'aucune espèce d'état morbide. Il se présente très-souvent, le plus souvent peut-être dans la tuberculose ; mais il peut se présenter dans d'autres maladies. Il faut actuellement distinguer d'une manière absolue les mots tubercule et diastase tuberculeuse : l'un représente une lésion anatomique, l'autre une maladie ; et il n'y a aucune relation nécessaire entre les deux choses. C'est exactement ce qui se passe pour le mot catarrhe : pour les uns (en Allemagne), c'est une lésion anatomique ; pour les autres (à Montpellier), c'est une maladie. Et la maladie catarrhe peut s'exprimer par des lésions tout autres que le catarrhe anatomique (Ex.: lumbago catarrhal). Et le catarrhe anatomique peut être l'expression d'un état morbide tout autre que l'affection catarrhale (Ex.: catarrhe blennorrhagique).

De même, le tubercule (lésion) peut être l'expression d'une maladie toute autre que la tuberculose ; et la tuberculose (maladie) peut s'exprimer par toute autre chose que par des tubercules.

Cela posé, il n'y aurait rien d'extraordinaire à ce que l'impaludisme produisît des tubercules. Lancereaux a bien démontré que l'alcoolisme pouvait en produire ; les affirmations de Broussais semblent établir que l'impaludisme est dans le même cas.

C'est là tout ce que l'on peut dire.

II. L'impaludisme peut-il produire la phthisie pulmonaire ? Ici nous serons plus affirmatif.

Nous revenons, pour le mot de phthisie pulmonaire, au sens des anciens, au sens étymologique et clinique du mot, comme on le fait pour le mot apoplexie et pour tant d'autres qui avaient été à tort déviés de leur vrai sens par les erreurs de l'École anatomique.

Nous revenons au sens de Sauvages et de Morton :

« Phthisis character est corporis emaciatio cum amphimerina, lenta tussi dyspnœa et ut plurimun puris sputo » (Sauvages: *Nosol. method.*, A. X, *Cachexie*, art. I, II).

« Phthisis pulmonaris est consumptio totius corporis cum febri, a mala affectione et ab ulceratione pulmonum tandem originem ducens» (Morton; *Phthisiologia franc.* de Leipz., 1691, pag. 76).

Rappeler que ces deux citations sont empruntées à la Thèse de Charcot, c'est dire que la chose est actuellement acceptée par tout le monde. D'ailleurs les efforts faits par Jaccoud, dans sa clinique de Lariboisière, pour démontrer la dualité de la phthisie pulmonaire, démontrent bien qu'aujourd'hui, sans s'attacher à la présence des tubercules, on appelle phthisie tout état de consomption sous la dépendance d'une affection chronique ulcéreuse de l'appareil respiratoire.

La question que nous étudions se pose alors en ces termes: L'impaludisme est-il susceptible de produire des lésions chroniques de l'appareil respiratoire, accompagnées d'excavation et entraînant un état général de consomption ?

La question ainsi posée me parait immédiatement résolue par nos Observations XVII et XVIII. Ces simples faits nous démontrent que la phthisie pulmonaire peut être amenée de deux manières par l'impaludisme : par la bronchite chronique et les dilatations bronchiques ; par la pneumonie chronique et la gangrène pulmonaire. On n'a qu'à se reporter à ces observations, même pour avoir la preuve de nos propositions.

Ainsi, nous pouvons affirmer hardiment, et en nous appuyant sur les faits, que l'impaludisme peut produire la phthisie pulmonaire.

III. Quelle influence l'impaludisme peut-il exercer sur des tubercules ou sur une phthisie pulmonaire déjà en train d'évoluer ?

Ici se placeraient les observations de Boudin ; nous n'avons pas grande expérience personnelle sur cette question. Nous rappellerons seulement le principe suivant :

Nous avons vu que l'impaludisme avait une grande tendance à produire des lésions scléreuses dans le poumon. Or, la sclérose autour d'une excavation tuberculeuse est souvent un des modes de terminaison heureuse de ces cavernes : c'est un travail de délimitation qui peut souvent arrêter la maladie au moins pour un temps. Ne serait-ce pas par une influence de ce genre que l'impaludisme pourrait améliorer certaines phthisies ?

Je ne sais ; je me rappelle seulement un malade, dont je n'ai malheureusement pas retrouvé l'observation complète. C'était un militaire couché dans la salle Saint-Gabriel, service de M. le médecin-major Kiener. Cet homme-là, atteint de tuberculisation pulmonaire, avait une excavation à l'un des sommets ; mais il s'était produit dans son état un temps d'arrêt très-remarquable coïncidant avec le développement d'une intoxication palustre, et l'auscultation révélait une caverne en quelque sorte enkystée, entourée par un tissu dur, scléreux, qui limitait et empêchait le travail de destruction.

Il n'y aurait rien d'étonnant à ce que pareille chose se passât en général dans les cas de guérison cités en Algérie. Je livre cette idée pour ce qu'elle vaut et sans y tenir le moins du monde, vu que je n'ai pas de faits suffisants pour l'étayer.

Quoi qu'il en soit, voici en résumé les rapports de l'impaludisme avec les tubercules et la phthisie pulmonaire :

1° L'impaludisme peut être la cause occasionnelle du développement des tubercules chez un individu prédisposé ;

2° L'impaludisme peut donner lieu à une éruption secondaire de tubercules à la suite d'une pneumonie chronique (Obs. xi);

3° L'impaludisme peut-il produire directement des tubercules ? Théoriquement oui ; les faits cliniques manquent.

4° L'impaludisme peut donner lieu au développement de la phthisie pulmonaire, et cela de deux manières : a. par bronchite chronique et dilatations bronchiques (Obs. xviii); *b.* par pneumonie chronique et excavations consécutives (Obs. xvii);

5° L'impaludisme a peut-être une influence sur les tubercules et sur la phthisie pulmonaire déjà en voie d'évolution (Boudin) ; s'il en est ainsi, peut-être pourrait-on expliquer cette action par une tendance aux productions scléreuses qui se formeraient autour des cavernes et en limiteraient les progrès.

Constatons, en terminant, que nous avons suivi l'impaludisme pas à pas dans toutes ses déterminations sur l'appareil respiratoire, depuis la plus simple jusqu'à la plus grave, et que nous l'avons vu produire également la bronchite chronique et la gangrène pulmonaire, la pneumonie chronique et la phthisie pulmonaire.

Revenant ainsi à notre point de départ lui-même, nous justifions les considérations que nous avons émises dans notre Introduction, et nous montrons que ce que nous venons d'esquisser est réellement un chapitre de l'étiologie générale de la phthisie pulmonaire.

CONCLUSIONS.

Nous n'avons qu'à reproduire comme conclusions générales l'ensemble des conclusions particulières de chaque chapitre.

Dans l'*Introduction,* nous avons cherché à montrer toute l'importance de l'étude des rapports des lésions anatomiques avec leurs causes ; nous avons vu les progrès même de l'anatomie pathologique moderne conclure, conformément aux principes de l'école ancienne, à la nécessité de la recherche de ces causes , et nous avons présenté dès-lors l'étude des rapports de l'impaludisme et des affections chroniques des voies respiratoires comme un chapitre de cette importante question.

Dans le *Chapitre premier,* résumant l'état actuel de la question, nous avons vu que, s'il y a des documents déjà publiés sur notre sujet, ces documents sont essentiellement incomplets, épars, et surtout qu'ils ne sont pas basés sur un assez grand nombre de faits cliniques.

Abordant, enfin la question elle-même par les bronchites chroniques, le *Chapitre second* nous conduit aux conclusions suivantes:

Le miasme paludéen peut produire des bronchites chroniques au même titre qu'il produit des altérations chroniques de la rate, du foie ou de tout autre organe.

Ces bronchites peuvent être divisées en plusieurs catégories suivant leur type et leur évolution.

A. Elles peuvent affecter le type intermittent, bronchite intermittente ; elle devient alors chronique par la répétition même des accès (Obs. ı et ııı).

B. Elles peuvent affecter dès le début le type continu ; mais alors deux cas peuvent se présenter :

a. Elles peuvent débuter par une série de poussées aiguës et ne devenir chroniques qu'ensuite graduellement (Obs. ıv);

b. Elles peuvent être chroniques d'emblée et évoluer sans intermission (Obs. ıı, v et vı).

Ces deux derniers ordres de faits démontrent bien nettement que ces bronchites ne doivent pas être considérées comme des symptômes secondaires, conséquence de l'accès, mais bien comme des manifestations directes de l'intoxication par le miasme paludéen.

Passant ensuite à l'étude des pneumonies chroniques de même nature, le *Chapitre troisième* est résumé par les propositions suivantes :

L'intoxication paludéenne peut produire des pneumonies chroniques au même titre qu'elle produit des bronchites chroniques.

Au point de vue anatomo-pathologique, ces pneumonies doivent être rangées dans la catégorie des pneumonies interstitielles ou scléroses pulmonaires (Obs. vıı, vııı, ıx, x et xı).

Au point de vue clinique, ces pneumonies peuvent, comme les bronchites, être divisées en plusieurs catégories suivant leur type et leur évolution :

A. Elles peuvent affecter le type intermittent : pneumonie intermittente. (Obs. xıı et xııı); elles deviennent alors chroniques par la répétition même des accès (Obs. xıv).

B. Elles peuvent affecter dès le début le type continu ; mais alors deux cas peuvent se présenter :

17

a. Elles peuvent débuter par des accidents aigus et ne devenir chroniques qu'ensuite ; dans ces cas-là, la pneumonie aiguë du début est très-souvent latente (Obs. xv);

b. Elles peuvent être chroniques d'emblée et évoluer sans intermission (Obs. iv, vii, viii, ix, x et xi).

Nous arrivons enfin, dans le *Chapitre quatrième*, à étudier quelques autres lésions chroniques d'origine paludéenne, qui sont en quelque sorte la conséquence de celles que nous avons étudiées, telles que l'emphysème pulmonaire et les dilatations bronchiques, la gangrène pulmonaire, les tubercules et là phthisie pulmonaire.

Sur ces divers points, nous concluons :

1. Il n'est pas rare de voir les bronchites, les pneumonies et les pleurésies chroniques d'origine paludéenne entraîner à leur suite de l'emphysème pulmonaire et des dilatations bronchiques, par le mode pathogénique habituel de ces sortes de lésions (Obs. ii, iii, iv, vi, viii, ix, xi, xvi).

2. Le miasme paludéen est également susceptible de produire des lésions gangréneuses, soit des parois bronchiques (Obs. xviii), soit du parenchyme pulmonaire lui-même (Ob. xvii).

3. Les rapports de l'impaludisme avec les tubercules et la phthisie pulmonaire peuvent être résumés dans les propositions suivantes :

A. L'impaludisme peut être la cause occasionnelle du développement des tubercules chez un individu prédisposé ;

B. L'impaludisme peut donner lieu à une éruption secondaire de tubercules, à la suite d'une pneumonie chronique (Obs. xi) ;

C. L'impaludisme peut-il produire directement des tubercules ? Théoriquement rien ne s'y oppose ; les faits cliniques me manquent pour l'affirmer ;

D. L'impaludisme peut donner lieu au développement de la phthisie pulmonaire, et cela de deux manières :

a. Par bronchite chronique et dilatations bronchiques (Obs. xviii);

b. Par pneumonie chronique et excavations consécutives (Obs. xvii).

E. Quand les tubercules ou la phthisie pulmonaire sont déjà développés par une autre cause, l'impaludisme a-t-il une influence sur leur évolution

ultérieure? Je ne sais. Si on voulait admettre les idées de Boudin à ce sujet, peut-être en trouverait-on l'explication dans ce fait que l'impaludisme,
ayant une tendance manifeste aux productions scléreuses, pourrait déterminer autour des cavernes la formation de ces coques fibreuses qui limi-
tent et arrêtent quelquefois le travail de l'ulcération.

Comme conclusion générale, nous dirons que, d'après tous ces faits, l'histoire des lésions chroniques des voies respiratoires nous paraît mériter dans
l'histoire de l'impaludisme un chapitre spécial au moins aussi important que
celui de la cirrhose paludéenne, et que dans l'étiologie générale des affections chroniques des voies respiratoires et de la phthisie pulmonaire, l'impaludisme doit prendre place à côté de l'alcoolisme, de la tuberculose, etc.

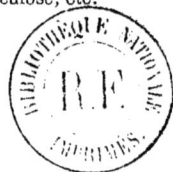

FIN.

TABLE DES MATIÈRES.

www.ingramcontent.com/pod-product-compliance
Lightning Source LLC
Chambersburg PA
CBHW071148200326
41519CB00018B/5154